The Rag and Bone Shop:
How We Make Memories and Memories Make Us

Veronica O'Keane

記憶は実在するか
ナラティブの脳科学

ヴェロニカ・オキーン／ 渡会圭子 訳

筑摩書房

記憶は実在するか——ナラティブの脳科学

The Rag and Bone Shop:
How We Make Memories and Memories Make Us
by Veronica O'Keane

First published by Allen Lane,
part of the Penguin Random House group of companies.
Japanese translation rights arranged with Veronica O'Keane
c/o A. M. Heath & Co., Ltd., London
through Tuttle-Mori Agency, Inc., Tokyo

記憶は実在するか　目次

Ⅰ 私たちは記憶をどのようにつくるか

Ⅱ 記憶は私たちをどのようにつくるか

本文組版　山根佐保（ream）

I

私たちは記憶をどのようにつくるか

第1章　始まり

誰の人生にも、ずっと覚えているだろうと感じられる経験がある。それはときにとても強烈で、啓示とまでは言えなくても、新たな気づきを得たという感覚をともなう。その新たな気づきは、地震の前触れとして受け皿の上でかたかたと鳴るカップの音のように、まだ言葉にできないものだ。私は二〇〇〇年代初頭のロンドンで得たそのような気づきをきっかけに、記憶とは本当は何なのかを理解したいと思うようになった。振り返ると、その出来事は小説の冒頭の場面のようで、そこには結末を予感させるすべての要素がさりげなく提示されていた。エディスという女性の話から、私は記憶についての考えを壊して組み立て直すという道を歩み始めた。記憶というものをわかっているつもりでいたが、それは、五感を持ち個々の経験によって記憶を形作る人間の物質的要素を、とらえきれていなかったのだ。

エディスと出会った王立ベスレム病院は世界最古の精神病院で、いまはモーズレイ病院の一部として名を知られている。ベスレム病院の歴史は一二四七年までさかのぼり、当時はベドラムと呼ばれていた。その後、〝ベドラム〟という語は、混乱や騒動を指す名詞となった。二〇世紀初頭にベスレム・ロイヤルと改称され、マロニエとハシバミが植えられた一〇〇エーカーを超す病院の敷地に国立の治療施設が建てられている。

私は二〇〇〇年代初め、その周産期精神病棟で五年間、臨床指導医として働いた。産前産後の時期に発症する精神病の専門的治療にあたる病棟だ。そのころ起きた国民医療サービス（ＮＨＳ）の大幅縮小のあおりを受けずにすんでいたため、イギリス全土から女性たちが送り込まれてきた。

病棟の正門近くには、アナグマの一家が住んでいる巣穴があった。私はよくそこで立ち止まって、用心深いアナグマが顔を出すかもしれないという期待を抱いて、穴の入り口を見ていた。当時ロンドンとダブリンの間を行ったり来たりしていて、ダブリンに住む二人の子どもは、毎週、アナグマの目撃情報を待っていたが、残念ながら、春と夏は野の花の押し花、晩秋にはヘーゼルナッツとトチの実で我慢してもらわなければならなかった。

ベスレム病院には、産後精神病というつらい病気に苦しむ女性がやってきて、治療を受けてまた元の生活に戻っていく。私はそこで働いていた五年間を愛おしく思う。私たちの病棟に入院した女性たちが患う精神病はあまり語られることはないが、イギリスでは年間一四〇〇人もの女性が発症する。エディスは産後数週間で入院してきた。

エディスは出産前に精神病の発症歴はなかった。子どもの誕生を楽しみにし、妊娠中の問題はなく、エコー検査でも異常は見られなかった。お産も順調で、月満ちて健康な子どもが生まれた。出産後数日たつころから、エディスはぼんやりして、しだいに落ち込むようになった。悩んでいるようなのだが、その理由を言おうとはしなかった。その症状は急激に悪化し、入院するころには、食事もとらず、赤ん坊もまわりの世界も顧みず、昼も夜もあてどなく家の中をうろうろしていた。かかりつけの医師が往診して、診断と治療のためにすぐに私たちの病院に行くよう彼女に指示したのだ。私がエディスに会ったとき、産後まだ二週間もたっていないのに、彼女はとても痩せていた。心を開いていない表情で、ほとんどしゃべらず、質問にも反応しなかった。

精神障害の患者には、こうした〝閉じ込められた〟ような様子がよく見られる。産後精神病の女性の場合、他の人には聞こえない声が聞こえたり、外の世界で生じたのではないにおい（だいたい不快なもの）を感じたり、誰か、あるいは何かが触れたわけでもないのに、体に触れられたと感じたりすることがよくある。そうした聴覚、嗅覚、視覚、身体的な（触覚や内臓に関する）幻覚は、精神病の症状とみなされている。

最初に確認しておかなければならないのは、症状と呼ばれるものは実際の知覚の体験であるということだ。たとえば人の声が聞こえるというのは主観的体験であり、その声が外の世界で生じたものか、脳の異常な神経発火で生じたものかは関係ない。声が聞こえるという体験は、どちらも同じなのだ。その感覚の発生源については、別の問題として考えるべきだ。もし脳の病的な発火によるものなら、その声を聞いた人は、まわりを見まわして話している人をさがし、そこにいた誰か、あるいは隠れて話している人の声だと思うかもしれない。一般的に、そうした幻聴を経験する人は独りごとを言っているように見えるのだが、その人にとっての現実では、実際の人間の声と同じように本当に聞こえる声に返事をしている。

こうした症状があると、患者は孤立して、外の世界とは違う、その人の五感が知覚している世界に閉じ込められてしまう。彼女たちは他の人にはわからないレベルの感覚的な体験、〝第六の感覚〟を密かに知っていると思い込むようになる。そのような精神状態にある人は、目に見えない力、たとえば幽霊、魔法、神、そしてエディスの場合なら悪魔を引き合いに出して、まわりの人が経験する世界とは違う主観的経験を説明する。

エディスは自分がはっきりと感じる経験を理解するのに精いっぱいで、外部からの刺激に反応することができなかった。産後精神病に苦しむ多くの女性と同じく、世界から引き離されているような、意識変容の状態にあるように見えた。診察中、私は彼女が私の目をのぞき込んだり、目を固く閉じたり、病棟スタッフの誰かを見つめたりするのに気づいた。どうやら声が聞こえてくる方にいる人を見ているらしい。彼女の動きはぎこちなく、目的があるように見えなかった。用心深く、混乱と恐れを隠そうとしていた。エディスが外部の世界以外からの感覚刺激に反応している、つまり産後精神病であることは、私たちの目には明らかだった。

エディスは赤ん坊の世話をしなくなった。その赤ん坊は自分が生んだ子ではないと〝わかった〟からだ。見た目はまったく同じだが、本物なら腐敗臭がするはずはない。きっとどこかですり替えられたのだ。最初は、自分の子は連れ去られ、そっくりな偽物が目の前に置かれているのか、あるいは子どもが悪い霊、おそらく悪魔に乗っ取られたのか、確信が持てなかった。ベスレム病院へ向かう途中、彼女は自宅近くの見慣れた墓地の横を通り過ぎた。門から中を見ると、一つの小さな墓石が目に入り、それが少し傾いているのに気づいた。突然、自分の子がそこに埋められていると悟った。墓石が古いのは、新しい墓であるのをごまかすためだ。墓石が傾いているのは、急いで埋められたからだ。これこそ赤ん坊が偽物だという証拠だ。本物の子は何者かの悪意で取り上げられ、今度は自分が、その悪者に閉じ込められようとしている。

彼女は入院してきたとき、このことを私にも他の誰にも明かさなかった。秘密を漏らせば、自分の弱みをさらすことになる。まわりが自分をだまそうとしているのに気づかないふりをする以外、身を守る術はないと思っていた。自分の考えていることは決して明かさない。表面上は私たちに合わせていたが、ほとんど口を開こうとしなかった。

産後精神病の女性によく見られることの一つは、自分に近しい人、特に新生児がよく似た偽物とすり替えられたという思い込みである。これは、おそらく最初にこれらの症状を説明した医師の名から、カプグラ症候群と呼ばれる。〝おそらく〟というのは、赤ん坊のすり替えというこのストーリーは、最古の物語であるおとぎ話の時代にもあったからだ。おとぎ話については、本書の最後でもう一度触れる。

エディスは赤ん坊だけでなく、パートナーもそっくりな偽物で、ぐるになって自分をだましているのだと思った。彼女がこのことを話してくれたのは、数か月後に症状が回復してからだ。エディスは悪者につかまるのが怖くて病院から逃げたかった。服薬を拒んだのは、それが毒薬か、そうでなくても陰謀に立ち向かう力を弱める薬だと思ったからだ。自分は新たな秩序が築かれるのに邪魔な最後の一人なのだと考えていた。偽のパートナーをはじめ、まわりのグロテスクな存在が、いまや自分を狙っている。悪者たちの動作には何か意味がある。何もかもが計画的で偶然ではない。誰もが見た目とは違い、偽の家族も他の人々と結託して、自分が生んだ赤ん坊を奪って殺し、急いで近くの墓地に埋めたのだ。

私たちはエディスを退院させるのは危ないと判断し、抗精神病薬の投与による治療を始めた。数日たつと少し症状が改善し、私たちの質問にも答えてくれるようになった。二週間後、精神病の症状は減り、子どもは自分が生んだ子だと理解できるようになり、離れ離れになっていることを悲しみ、また一緒に暮らしたいと願うようになった。エディスのパートナーが赤ん坊を病院に連れてくると、彼女は涙を流して喜んだ。そのとき彼女がどんな感情の混乱を経験していたかは想像できないが、そこには赤ん坊を生んだばかりの母親としての感情もあった。彼女は少しずつ回復して、三週間後には退院した。病は癒えていたが、自らの身に起こったことによって精神的に傷ついていた。

その後の数か月、外来患者として通院していたとき、エディスは治療中に経験していたことを話してくれた。治療が進むにつれて、聞こえていた声がふつうのボリュームからささやき声になり、聞こえてくる回数も減って、最後には消えていった。パートナーと赤ん坊がすり替えられているという妄想も消えていき、それとともに、医療スタッフ含めてまわりの人はみんな陰謀に加担しているという考えも消えた。症状があったときの思い込み、特に赤ん坊に関するものをひどく恥ずかしく思うようになり、この出来事を丸ごと忘れてしまいたいと思った。また、あんなふうに考えていたことが知られてしまったら、母親失格とみなされるのではないかと心配した。

病気になる以前、エディスは精神病についてほとんど知らず、産後精神病については聞いたこともなかった。自分についての理解が根本からひっくり返ってしまった。私は彼女に、この精神病はお産による急激なホルモン変化が脳に影響を及ぼすことで発症すると説明した。脳の一部が発火して主観的経験を生み出し、それは外からやってくるように感じられるけれど、実際は彼女の脳の内部で生じていたのだと。

精神病についての説明は、主観的経験から始めなければならない。声、におい、接触、視覚イメージといった感覚はすべて、本物であろうが病気の症状であろうが、つまり外界からの刺激で生じたものであろうが、特定の理由や実際の知覚がないのに脳が発火したせいであろうが、本物として経験される。エディスと私は、彼女の経験が主観的に本物の経験として知覚されていたこと、つまり間違いなく主観的に本物であったことをはっきりさせた。私たちはその経験を本物と呼ぶが、同時にそれが病気に由来することも理解していた。

彼女が退院したあとに交わした会話の場面を、私は何度も思い出す。私はエディスに、退院後、赤ちゃんやパートナーについて、病気のときのような妄想が少しでも浮かんだことがあるか尋ねた。回復したばかりのころはあったが、時間がたつにつれて減ったと彼女は答えた。外来で病院へ来る途中、墓地を通りかかったときに小さな墓石が目に留まった。以前、入院する前に見て、赤ん坊が埋められていると思い込んだあの墓石だ。同じ小さくて傾いた墓石を数か月ぶりに見たとき、本物とすり替わった偽物の人間によって無理やり病院へ連れていかれる途中へと、ほんの一瞬〝戻った〟。あの思い込みが勢いよくあふれだし、恐怖を感じた。私は彼女に、そのときは妄想が本物ではないとわかっていたか聞いてみた。彼女の答えは、私が記憶の本質についての研究という長い道のりに足を踏み出すきっかけとなった。彼女は私をまっすぐ見てこう言ったのだ。

「ええ……でも記憶は本物でした」

このとき私はエディスの記憶が、一つの有機的な実体として存在していることがわかった。経験のスナップショット、〝フラッシュバック〟だ。ではフラッシュバックとは、真に迫った記憶という以外には、どのようなものなのだろうか。エディスにとっては、その出来事とそれを思い出したときまでの時間が消え、記憶が現実の経験となり、傷ついた感情とともに再び襲いかかってきた。この記憶の経験は、それまで彼女が蓄積してきた精神病についての考えや見識とは別の、もっと強力なものだった。エディスは自分が病気だったこと、その治療を受けたこと、いまは回復していること、自分の赤ん坊は家にいて、すり替えられてはいなかったこと、死んで近くの墓に埋められてはいなかったことなど、すべてわかっていたが、当時の記憶がよみがえってそれを経験しているとき、それらの知識は一時的に無効になってしまった。その記憶は本物だっ、た、の、だ。

エディスのこの話は、記憶を当時のままの感覚的な経験――視覚的、感情的、そして時間を飛びこえるらしい経験――として伝えてくれた。それを機に、私は自分が学んだ概念をいったん捨てることにした。エディスと話をするまで、私は記憶について、医学部で学んだ身体の回路、卒業後の臨床研修で学んだ心理学理論、脳の病気によって起こる記憶障害と臨床現場での評価法、精神医学での神経画像検査と分子研究といったものでしか考えたことはなかった。記憶はどちらかというと抽象的な構築物で、違う知識の保管庫から引き出されるものだった。もしエディスが、再び墓石を見て病気のときのことを思い出し、フラッシュバックが起きたと話していたら、私の記憶についての理解は薄っぺらなままだっただろう。

私がまずエディスから学んだのは、心理学の理論的分類や精神医学の臨床的分類にばかり気を取られていては、主観的経験としての記憶を見逃すということだ。本書では記憶についての理論、基本的な分類さえも控えて、世界と内的な感情状態についての感覚的経験や、記憶をつくる脳の神経ネットワークを通して、記憶というものをとらえようとしている。

私はいくつかの疑問と、実体験と科学実験の結果に基づく、考えられうる説明を提示している。それはエディスと出会ったあと数年の間に、静かに湧きあがってきた。なぜ視覚イメージが生々しい記憶を呼び覚ますのか。なぜ記憶を通じて、前と同じ経験と感情を味わうのか。情動をともなう経験と、感じるのではなく、いわば〝考える〟経験の違いは何か。エディスはなぜ、声が聞こえたり腐敗臭がしたりするのは、子どもがすり替えられたためだと考えたのだろうか。自分が生んだ子が墓石の下に埋められているという記憶が本物だというなら、偽りの記憶をつくりあげるものは何なのか。

　脳内の記憶経路の研究から、記憶の蓄積や思い出すという経験に、精神的、感情的状況が本来どのように関係しているかがわかるだろう。本書ではこれから、私自身の仕事や個人的な記憶をたどり、願わくばあなたにも自分の記憶について思いをめぐらしてほしいと考えている。私は三七年間、気分障害と精神疾患の観察、治療、研究を続けている。精神科医は、薬理学、神経学、心理学に通じ、経験による直感力もあるが、精神科医特有のスキルがあるとすれば、経験の本質を理解することだと思う。それを私たちは〝現象学〟と呼ぶ。人はある経験を正常と分類し、それ以外は異常、さらにその一部を病的と分類する。私は正常な経験と異常な経験の区別に興味はない。むしろ経験をつくりあげる神経メカニズムを知りたいとつねに思ってきた。感覚、知覚、情動など、経験を神経学的に説明する切り口はいくらでもあるが、それらは最終的にすべて記憶に行きつく。記憶は私たちが知っていることや感じていることを一つにまとめ、そのときの意識的あるいは無意識的な経験を通すフィルターとなる。

　エディスが教えてくれたもう一つの重要な教訓は、正常な経験については、異常な経験をした人たちから学ぶほうがわかりやすいということだ。一九世紀の心理学者のウィリアム・ジェームズは、「異常を研究するのは正常を理解するための最善の方法である」と言った。それで私はまずエディスのような、現実のものとして経験された記憶の錯綜と混乱が見られる患者たちの観察から始めた。驚異的な回復力や受容能力を持つ患者もいたし、現実離れした、あるいは非定型な症状を見せる患者、何が悪いのか結局わからなかった患者もいた。正体不明の症状は、ときには何年も私の頭から離れず、やがて新たな見方が少しずつ現れ、突然、患者が突きつけていた難問の答えが明らかになる。あたかも患者自身の導きによって、彼らの経験を生む脳のメカニズムを発見、特定できたかのようだ。

エディスの墓石に関する記憶は、影を潜めてはいたが、完全に温存されていた。一度も姿を見せなかったアナグマのように。私は、アナグマの巣穴を思い出すと、幼かった二人の子どものイメージが浮かび、もう二度と戻らない貴重な数年間を失ったという感覚を味わう。個人的な記憶は、エディスのもののように、目がくらむほど感覚的、情動的に強烈なものから、（いま私がこれを書きながら経験しているように）わずかな感情の知覚――胸にきざす悲しみ、小さく湧きあがる愛おしさ、かすかな喪失感や後悔の念――にすぎないものまで多岐にわたる。以前は理解していると思っていた記憶の神経回路は、人が経験する世界においてどのような意味を持つのだろうか。本書では、これを読者のみなさんとともに考えていきたいと思っている。

第2章　感覚——記憶の原材料

実を言えば、すべての感覚はすでに記憶である。
——アンリ・ベルクソン『物質と記憶』一八九六年

シャーロット・パーキンス・ギルマンの有名な短編小説『黄色い壁紙』は一八九二年に刊行された。パーキンス・ギルマンはフェミニストで、息が詰まるようなゴシック・ホラー調のこの小説は、一九世紀に生きた女性である彼女自身の生活の経験を映し出している。またこれは、一人称で産後精神病を語っている、とても興味深い記録としても読める。最初、主人公は非の打ち所がない優しい夫のジョンから大切にされた妻であると思われるが、物語が進むにつれて、人が住んでいない植民地様式の屋敷の、使われなくなった屋根裏の子ども部屋に閉じ込められていることがわかる。それがどこかはわからないが、夏の間そこに滞在し、子ども部屋に一人でいることが読者に語られる。

私が初めてこの小説を読んだとき、彼女は精神病院にいるのではないかと思った。すべての窓に格子がはまり、階下への出入り口は鍵がかかっていて、壁には拘束用の鎖があり、ベッドは床に固定されていたからだ。彼女は極限的な「緊張状態にあり……私ができるわずかなことをするのに、どれほど苦労しているか、誰も信じないだろう……私は何でもないことに泣き、ほとんどずっと泣いている」。しかし彼女が会うのは「社会的地位の高い医師」である夫と、やはり有名な医師である兄、そしてジョンの妹で彼女の世話をする女性だけ。語り手にとっては〝義妹〟だが、私には看護師のようにも思える。赤ん坊は語り手と「一緒にいられず」、メアリーという女性が他の場所で世話をしている。彼女は赤ん坊と一緒にいさせてもらえないのか……赤ん坊の世話ができないのか……赤ん坊に愛情を感じられないのか……あるいは赤ん坊を守れないのか。

彼女は何もさせてもらえず、ずっと休養するよう言われていたが、家族の目を盗んで日記を書き、それを読者に提示するという形になっている。ジョンも妹も日記のことは知らない。主人公は複雑な模様が描かれた、ぼろぼろの黄色い壁紙の模様のことばかり考えるようになる。「あの壁紙のうしろには、私以外誰も知らないし、これからも絶対知られないものがある。外側の模様のうしろのぼんやりとした形が、毎日どんどんはっきりしてくる」。彼女の眼には、何かが壁紙のうしろで動いているのが見え、その動きを感じることもできる。それはうしろで女が這っているからだと考える。這っている女は夜になると抜け出して、床の上を這いまわる。日中、女が庭を動き回っているのを見る描写もある。壁紙からは「ずっとかいだことのないにおいがしている……それは壁紙の色みたいだということしか考えられない。黄色いにおい！」。六〇〇〇語のこの短い小説のテキストはインターネットで簡単に見つかる。

すべての文学作品と同じく、『黄色い壁紙』はいくつかのレベルの解釈が可能で、それらはすべて妥当性がある。これは壁紙の裏に貼りつけられた女性を、フェミニストが書いた小説である。女性は書くことを許されず、閉じ込められて、精神を病んで感覚刺激を奪われ、ヒステリーと診断され、生まれつき知的にも精神的にも男より劣った属性を持つ集団として扱われる。そして一九世紀の社会と医師という職業の、息が詰まるような家父長性を語る小説でもある。このような性質を持つため、『黄色い壁紙』はフェミニストの学者による研究がさかんになされた。しかし、作者のシャーロット・パーキンス・ギルマンは一八八五年に娘を出産後、精神的に不安定になり、医師であるサイラス・ウィアー・ミッチェルへの手紙で「子どもの誕生とともに心に生まれた苦しみ」、「恐ろしい考え」、「気持ちがたかぶるとき」、眠れない日々があり、「気持ちが荒れてヒステリックになり、ばかみたいになってしまうことがある」と述べ、最後に「記憶をまったく」失う恐怖を伝え、治療をしてほしいと書いている（ウィアー・ミッチェルは神経衰弱の治療で有名な神経学者だった。当時の神経衰弱は、いまならＰＴＳＤ、うつ、不安障害、双極性障害と診断される症状まで含められる、万能な診断名だった）。

この短い物語の中に産後精神病のすべてがある。生まれたばかりの赤ん坊の不在、医師を夫や兄だと誤認する、看護師やシスターを義妹と誤認する、ずっと消えない不快な幻臭、幻視や幻触、混同、自分をだまそうとしている人をだまそうとしている感覚、においから逃げるために家を燃やしたいと平然と言う、ベッドの支柱の木を食いちぎる、壁紙のうしろで這っている女が次に逃げ出したときに捕まえるためのロープを隠しておく……クライマックスでは、這っている女が、精神病で自我が崩壊した著者自身であることがわかる。『黄色い壁紙』は、謎めいた話に見えるものを表面的にはまとまった形で語っていて、わけのわからない幻覚の経験に、なんとか一貫性を持たせようとしている女性が書く見事な記録である。

この小説では、主人公が自分の感覚をありのままに説明する。彼女の感覚とは何か。彼女は女の存在を察知し、壁紙の裏にいるのを感じ、壁紙のくねるような動きのパターンに女の形を見て、最後にはそこから這い出してくる彼女の肉体が見え、うめきが聞こえ、ひどいにおいをかぐ。これらの幻覚を彼女はリアルに経験し、私たちも彼女の日記に書かれたそれらの記録をリアルなものとして読む。

『黄色い壁紙』が産後精神病の記録と考えられても、語り手の実際の感覚的経験についての分析はほとんどない。彼女の精神病の経験は、一般的には当時の過酷な社会体制に囚われていることの比喩と考えられている。語り手の経験こそが物語最大の魅力であり、読者の心をとらえるものだが、詳細な分析はほぼその経験の社会政治的な意味の推測ばかりで、主観的経験の本質についての分析が少ないことは興味深い。彼女は幻覚の経験を、私たちみんなと同じように理解している……私たちが何かを知っているのは、それを見たこと、聞いたこと、においをかいだこと、味わったことがあるからだ。読者は壁紙の裏に這っている女などいないのを知っているが、それでも語り手は、ごく一般的な意味で〝頭がおかしい〟とは思えない。この小説は、もし部屋に閉じ込められ、見たもの聞こえたものすべてを否定されたら、誰でも精神病のような状態になりうることを示すものかもしれない。学者には見逃されがちだが、ここで注意すべきことは、彼女はおそらく、隔離される〝安静治療〟の恐怖を経験する前から、精神に不調をきたしていたということだ。この章ではこれ以降、人は感覚を通してどう世界を解釈しているのか、感覚は理解と記憶の機を織る糸であることについて考える。

あまりにも当たり前すぎて意識しないかもしれないが、そもそも感覚がなければ記憶は生まれない。五感が情報を脳に伝え、それを学習し分類し、最終的に一貫した世界観を形成するという、いまや自明の事実を理解するのに何百年もかかった。感覚と記憶の関係の物語は、四〜五世紀前の科学革命の始まりまでさかのぼる。記憶とは固定された知識の保管庫であるという考えが、生きた人間の動的な経験であるという考えに変わったのは重大な出来事で、おおいに物議をかもした。この変化は一六世紀から一七世紀の、近代の科学的思考が始まったころに起きた。コペルニクス、そしてガリレオが、地球は宇宙の中心ではなく太陽のまわりを回る小さな惑星であるという説を提唱した。これは教会の創造の教義から、事実上、地球を排除するものだった。当時は教会の信念体系が、一五〇〇年にわたり思考を支配していた。

それと同じく、物理学を否定する教義もまた、学習と記憶についての知識の向上の妨げとなった。人は世界から入ってくる情報を通して世界について学ぶのではない。知識はすべて神から与えられるものであり、魂の中に保管されると信じられていた。神が与えたもうた魂と、実体としての体がある。人間はかりそめの肉体と不死の魂からなるというプラトンの思想は紀元前四世紀に現れて、長く人間の経験のテンプレートであり続けた。時代が移り変わっても、多くの社会に受け継がれてきたのだ。

「心の病気」から「脳の病気」へ

脳が精神的経験の原因であることが発見されると、脳と体の区別はあいまいになり、魂は顧みられなくなる傾向がある。その典型例が進行麻痺（ＧＰＩ）である。この病気は一九世紀の精神科施設への入院理由の二五パーセントを占めていた。症状は〝背徳症〟として知られていた、特定のタイプの異常行動だった。一八八〇年代、ＧＰＩは梅毒の末期症状に起こる脳の異常であることがわかり、ペニシリンが発見されてから、その治療は精神科から内科へと移された。梅毒の原因であるスピロヘータというバクテリアが特定されると、この病気は性の乱れからくる背徳的な病気ではなく、感染症として扱われるようになった。精神病の診断には、昔から奇妙な文化的な考え方が用いられてきたが、この神話と科学の混合が、いまだ精神科の混乱のもとになっている。てんかんも最初は精神科で治療をしていたが、原因と治療法が発見されて神経科へと移された病気の例である。正体不明の精神症状があると、精神科では保護施設へ行くことになったが、その後、科学的発見の成果で、〝器質性〟の病気であるという考えに変わった。

これがいまや精神病にまで及んでいる。それは〝心〟の病気から〝脳〟の病気へと変わりつつあるのだ。心というのは、あいまいな言葉だがどのような理解であれ、人間の脳の本質である。心はきわめて主観的で不可解なものだが、脳は個人によって大きく違い、その人だけの経験やつながりによって形成されていく。それをこれから見ていこう。

近年、精神科から神経科へと移された病気の好例が、抗ＮＭＤＡ受容体脳炎である。[1] これはだいたい幻聴や妄想など精神病的な経験と運動障害をともない、患者はしばしば精神病棟に入院して診断を受ける。脳炎とは脳の炎症を意味し、抗ＮＭＤＡ受容体脳炎の場合、脳の組織、たいていは脳に多く存在するＮＭＤＡ受容体のための抗体が原因で発症する。抗体とは免疫系で生産される防御たんぱく質である。一般的に抗体は異物（ウイルス、バクテリア、移植臓器）がきっかけで合成されるが、免疫系が自分自身の体組織を攻撃する自己抗体と呼ばれるものをつくることがある。それが自己免疫疾患を引き起こすのだ。抗ＮＭＤＡ受容体脳炎のケースでは、体がつくった自己抗体がニューロンのＮＭＤＡ受容体にはまり（あるいは出会い）、ＮＭＤＡ受容体はあちこちにあるので、その後、脳の炎症が起こる。自身の体を攻撃する抗体――自己抗体――がつくられるとき、標的となった組織が損傷するのは、免疫系がそれを侵入した異物とみなすからだ。二〇〇七年にこの精神病の原因が発見されると、神経科へと回されるようになった。

この種の精神症状が発見されて以降、それが精神科ではなく神経科の領域であることについて数多くの論文が書かれている。[2] 以来、さまざまな形の統合失調症について、自己免疫の要素があることを示す証拠が現れている。[3] 脳と心は分けることができない一つの存在であることが、どんどん明らかになっている。抗ＮＭＤＡ受容体脳炎が、他の精神病と類似する経験や臨床症状が見られるにしても、精神医学から神経学の領域へと移行したことは、患者からはだいたい好意的にとらえられている。何よりも、神経学的診断のほうが精神医学の診断より優れている。

第三の目現象

心と脳を分ける考え方は、有史時代の始まりにまでさかのぼる。いつの時代にも〝心〟や〝魂〟を示す象徴的な表現があり、それを私は〝第三の目現象〟と呼んでいる。

私たちはいま、これまで人間の経験を説明してきた文化的な神話ではなく、神経科学の新発見が押し寄せる時代にいる。私の娘のローアンが一三歳のときのある晩、夢を見た。彼女は動転して目を覚まし、私と自分の兄を呼んだ。私たちはベッドに腰かけ、娘が見たばかりの夢を詳細に話すのを聞いたが、特に印象的だったのが、大海原で船に乗っていたという光景だ。そこには一人の女性がいて、おそらく母親である私だと思うが、はっきりとはわからなかった。船は荒れた海で大きく揺れていた。近くに島が見え、そこに向かおうとするが、うねりのせいで前に進めなかった。すると海から大きなかたつむりが現れ、娘はぞっとする。気づくと、かたつむりは彼女の額の真ん中にいた。かたつむりはゆっくりと、殻の模様にそうように回転しながら額に潜り込んでいく。娘は恐怖にかられて目を覚ました。

私はローアンの夢に興味津々であれこれ考え、想像上の神秘的な〝第三の目〟が、かたつむりという新たなイメージに置き換えられたのだろうという結論に達した。紀元前三〇〇〇年のエジプトの神話では、このシンボルはホルスの目として知られていた。それは時代を超えて、東洋の神話でシヴァ神の目となり、近代の神秘主義の話題では、だいたい第三の目（サードアイ）と呼ばれる。これには、時代を超えた暗黙の女性の知恵という漠然としたイメージが染みついているが、一〇〇〇年以上かけて、男性的な予言者と保護のシンボルから変容したのだ。この流れから見ると、ローアンのかたつむりは少女から大人の女性への移行（海を渡るイメージで表される）への恐怖の比喩と説明できる。第三の目の攻撃を受けながら、荒れた海をあぶなっかしく進んでいく。女性の知恵から受け継ぐものと、それが自分の思考に入り込んで破壊的な力となりうるのを娘が察知して、恐怖を感じたのではないだろうか。

ローアンの夢は、隠れた知恵の永遠のたまりに神秘的な力で飛び込んだ表われではなく、この神話への恐怖から湧きあがったもののように思えた。第三の目の夢から学んだ教訓の一つは、私たちは知識の獲得のしかたについての神話にどっぷり浸っているということ、キリスト教徒、ヒンズー教徒、仏教徒、イスラム教徒、信仰心の薄いアイルランドのティーンエージャーの少女、誰の頭の中にもその表象があるということだ。第三の目は現在、松かさで描かれることが多いが、これは松果腺にあるとされる知恵の機構の位置に由来する。この名がついたのは、松かさに似ているからだ。それは目と目の間の水平面で、大脳葉の奥に押し込まれた部分にある。ローアンのかたつむりが進んだルートと同じである。

紀元二世紀、ガレノスという有名な医師（おそらく最初の科学者でもある）が、松果腺に魂／心が宿ると指摘した。彼は信じられないほどの洞察力を持ち、人間の経験はすべて、体の働きで説明できると信じていた。実体のない魂は信じておらず、経験を説明するのに脳に目を向けた。ガレノスの提言は、いまとなっては馬鹿げている、あるいは単純すぎるように思えるかもしれないが、魂と心は別物で、魂は神のものであり心は個人のものであるという当時の常識からすると、進歩的な考え方だった。

一五世紀になると、レオナルド・ダ・ヴィンチが文化的に受け入れられる魂と心についての考えを一つにまとめ、それらが出会う場所を脳に見出した。これによって、魂という概念は、漂っている霊的なものの一つで人間の体に宿り、人が死ぬと体から抜ける――あの世に行くか、他の人の体に移る――ものから、脳の中にある心に直接つながっているものへと変わった。魂は霊的なものというより肉体的なもの、〝神〟よりも〝人〟に近いものになったのだ。

現在では松果腺はわりと原始的な脳構造で、主にメラトニンの分泌に関わっていることがわかっている。メラトニンは鳥、羊、馬、牛の世界では重要で、日光と関連して分泌される。それは生殖ホルモンの分泌を促し、ひな、子羊、子ロバ、子牛が、海や陸の、なるべく暖かく明るい環境で生まれるようにして、生き残る可能性を高める。人間の場合、メラトニンは睡眠‐覚醒サイクルに関わっているが、他に注目すべき効果はない。松果腺は脳の中央に一つぽつんと押し込まれている。

脳科学の始まり

レオナルド・ダ・ヴィンチ以降に一気に花開いた科学革命によって、世界についての理解は教会の天地創造説から離れて、いくつかの現象を説明できる物理学の普遍的法則に近づいた。地球は神のご意志ではなく、物理学の基本法則にしたがって、動き機能している。地球はもう宇宙の中心ではなく、人間もおそらく何かの科学原則の支配下にあるという考えが生じた。超自然は自然に取って代わられた。このようにして科学は意図せず教会の教義を弱らせていったのだ。

ルネ・デカルトは教会と科学の分裂の解決策として、一七世紀に〝二元論〟の哲学的原則を提唱した。彼は、神に与えられた魂は、体とは別の実体であると論じた。魂は非物質で、体は肉と血である。この二元論で、デカルトは初めて疑似科学的な説明を提示している。それが進化し、心と体を分ける考え方に至った。彼は物理学と知識についての考えの混乱、当時の宗教と科学のごった煮のような状況を整理した。しかし実体のある感覚的な経験を、魂の下位に置いたことは重要だ。完全無比で神の絵や肖像で描かれる目に見えない魂のほうが、感覚的で頼りない体よりも上位とされたのだ。

デカルトの説に公然と反対し、知識は生きていく中で、特に感覚を通して蓄積されると信じた一群の哲学者がいた。彼らは感覚主義者と呼ばれた。そしてこれは、知識（knowledge　kは小文字）は物質的感覚から学ぶという説と、知（Knowledge　Kが大文字）は非物質的な、神から与えられる生来のものであるという説の、対立の原点となる。デカルトの見解に反対する感覚主義者たちは異端とみなされ、知識を神から人間に取り戻そうとする中で、一部は命を失い、多くは自由を奪われた。

いま私たちは学習によって世界を理解すると知っているが、知は神から与えられるのか、それとも感覚的経験あるいは学習によって獲得するのかという議論では、世界秩序に危険をもたらしそうなことがたくさんあった。おそらく何より重要だったのは政治的な問題だろう。知は一部の人々、たとえば教皇や完全無欠な人間、君主など、神から選ばれし者に与えられるという考えが、信徒を支配する教会、大衆を支配する君主、女を支配する男に、絶対的な力を与えていたからだ。生来的に優位性を持っていると思われた人々の矛盾した主張が、教会の分裂や、搾取的な君主の打倒と交代、教会と国の戦いにつながった。何千人もが異端審問や戦争で虐殺された。知は神が与えるという考えに固執すれば、経験から知識を学んで誰もが平等になる可能性はないということになる。

この戦いは一六世紀から一七世紀にかけて続き、いまだに終わっていない。ベスビオ活火山のように、地下でマグマが煮えたぎり、ときどき激しく噴火する。感覚主義者は哲学的観点から議論をしていたが、私から見るとそれが現在の神経科学の分野の知的基盤を築いたと思える。彼らはまた、知識は生来のものという説に反して、人間の可能性を訴えていた。人間主義者の元祖であり、個人の自由と絶対権力からの解放という理想の地盤を築いた。感覚が知識と記憶の材料であることが、どのように理解されてきたかという話は、神経科学、そして人権という近代の理念の物語の第一章である。

モリヌークス問題

知識は生来のものか経験から学ぶものかについて、一七世紀に行なわれたすばらしい議論の一つを、ここで詳しく説明しておく価値はある。なぜならそれは、たとえば針の上で天使は何人踊れるかという問題が、医学の進歩にともなってあっさり片づけられてしまうことを示しているからだ。議論をとりあげるもう一つの理由は、その舞台がダブリン大学トリニティ・カレッジという、私が働いているところだからである。議論を始めたのは、ウィリアム・モリヌークス（一六五六〜一六九八）というトリニティ・カレッジの学者と、イギリスの急進的な医師で哲学者のジョン・ロック（一六三二〜一七〇四）である。ロックは一七世紀に最も知られた哲学者で、魂と知は生来のものというデカルトの概念に反対していた。彼はあえてこの、知は神から人に、地位に応じて与えられるという見解に異を唱えた。心は生まれたときには白紙《タブラ・ラーサ》であると、彼は書いている（タブラ・ラーサの考え方は、紀元前にアリストテレスが初めて提唱した）。知識は人間の「ものごとを知るというふつうの能力によって」獲得され、人は感覚の情報を通して世界を記憶する。当時の哲学は、政治学、医学、心理学、自然科学、数学など、多くの分野を包括していた。

モリヌークスは一六八八年七月七日付けでロックに手紙を書き、そこでのちにモリヌークス問題として知られるようになる疑問を提示している。その疑問とはこうだ。生まれつき目が見えず、物に触れて形を区別することを学んだ人がいる。のちに目が見えるようになったとしたら、その人は見ただけで形の区別ができるか、というものだ。彼は例として、立方体と球体を触覚で区別できるようになった人をあげた。その人が視力を得たとき、触れることなく見るだけでこの二つの形を区別できるだろうか。

彼らはこの疑問に、哲学的見地から答えを出そうとした。もし視力が回復したとき、視覚による学習がなくても見るだけで球体と立方体を区別できたら、視覚的な知識がすでに心の中にあった、つまり視覚的知識は生来的であるということになる。一方、視力が回復しても、それらの形を見るだけでは区別できないとしたら、視覚的な記憶は見るという感覚の経験から獲得することになり、知識は生来的なものではないと考えられる。後者の経験に基づく枠組みでは、感覚を通じて学んだものしか、知ることはできない。

ロックとモリヌークスは、目が見えなかった人は見るだけでは球体と立方体を区別することはできない、なぜなら知識は生来のものではなく、視覚と触覚それぞれを通して学ぶものだからだと考えた。そしてそれは正しかった。モリヌークス問題が最終的に解決したのは、次の世紀に先天性白内障（先天的失明で最も多い原因）の外科的治療が広く行なわれるようになってからだ。視力を回復した人は、立方体と球体を、見るだけでは区別できない。つまり、何もしなくても視覚的な世界を理解できるわけではない、ということがしだいに明らかになった。球体と立方体の視覚イメージは、触れることで学ばなければならなかった。目が見えない人はそうやって物体を理解しているのだ。

神経科医で作家のオリヴァー・サックスは一九九三年に、「見えること、見えないこと（To See and Not see）」という記事を『ニューヨーカー』に書いた。これは五五歳で初めて目が見えるようになったバージルという男の話だ。バージルは、自分の家やそこにあるものから自然界まで、初めて見るあらゆるものが理解不能だった。サックスはモリヌークス問題に言及して、バージルは見ただけでは球体と立方体の違いがわからなかったと明確に述べている。人の記憶は生まれたときは白紙状態で、感覚を通した経験が積み重なり知識と記憶をつくる。

コモン・センス

モリヌークス問題をめぐる話は、答えの出ない哲学的議論を、医療科学が明確な現実の知識に転換できることを示している。私の意見では、これは不動の厳しい世界に対して初めて神経科学が大勝利したケースである。感覚から脳に送られた情報が、その人の知識基盤をつくるという考えは、一八世紀に広く世間に受け入れられた。一八世紀後半には、その問題について影響力の大きなサロンで討論されていた。感覚の情報が知識をつくるという考えは非常に広く受け入れられ、トマス・ペインが一七七六年に発表し、同世紀に最も読まれた文章のタイトルはまさに『コモン・センス』であった。数か月後のアメリカ独立宣言作成に大きな影響を与えたこの政治的パンフレットで、ペインは、人間は不平等に生まれつくのではなく、生まれながらにして平等であることをはっきり主張している。これは感覚主義の考えがなければ書かれなかっただろう。

人間の経験を「体・心・魂」に分ける考え方は、いまでもほとんどの文化に浸透している。それら宗教や霊的体系のすべてに共通する基準は、外から植えつけられる知識、第三の目、個を超えた力についての考え方である。神経科学が私たちの心を惹きつけるのは、自分自身を理解する助けとなるからだけでなく、第三の目現象から思い切りよく解放してくれるからだ。不可解なことだが、神経科学はまだ精神医学の分野には浸透していない。精神医学は必ずしも脳に関わるものではなく、仮想の心／精神の領域を扱うものであるという見方が、いまだに染みついている。精神科医である私からすると、二元論は敵である。それが体と脳、脳と心、体と魂、理性と感情、どの二元論であってもだ。これら二つの領域の区別は、人は感覚を通してのみ世界を認識できる、そしてそのすべてを脳全体に広がる回路を通して理解する、ということに気づいたとき消滅する（医師で神経科学者のダニエル・バセットから借りた言葉[4]）。

人間の場合、五感――視覚、聴覚、触覚、味覚、嗅覚――を通して世界を内部に取り込むが、これらの情報は絶えず記憶のネットワークへと送り込まれている。外界から入ってくる感覚によって、つまり見たり触れたりすることで、人は違う形を学習し、まず単純な知識が形成され、その上にもっと複雑な情報が追加されていく。また顧みられないことが多いが、体から感覚情報は絶えず脳に送られていて、それがシンプルな情動から複雑な感情まで、さまざまな意識を生じさせる。感覚は脳に送られる基本的な材料である。脳に広がる配線を支える回路基板のようなものだ。記憶とは突き詰めれば、脳に送られた感覚情報の、果てしなく複雑な神経表現なのである。

あらゆることは感覚を通して学習される

感覚を通して学ぶゆっくりとしたプロセスは、幼児の発達の仕方や、五感で知覚される世界について大人が子どもに教える仕方に見られる。いわゆる直感的知識は、学んだ知識が無意識のうちに処理されたものなので評価は難しいのだが、感覚的な経験を通して幼児がどう発達するかを見るという方法はある。私たちが当たり前だと思っていることをまったく知らない子どもたちの無邪気さを、大人は微笑ましく思う。「パパはいつ小さくなってぼくと同じになるの？」という問い、魔法のように人が消えたり現れたりするいないいないばあ、誰かから教わったのではない感情的な反応。赤ん坊が、周囲の光景、音、ふれあい、におい、味からどのように学んでいるかを調べている神経科学者は山ほどいる。これについては、トップクラスのある心理学者がうまい表現をしている。「赤ん坊は無を知っている」と。アリストテレスやロックの言うタブラ・ラーサの現代版だ。

モリヌークス問題から続くもっと驚くべき例は、オリヴァー・サックスがあげたバージルのように、視力を回復した大人が視覚世界をどのように知るかということだ。目が見えるようになっても、少しずつ物を見せて、それが何かを教えていかなくてはならない。そうでないと視覚情報が多すぎて処理しきれないからだ。そのために視力を回復した人に対しては、まず視覚刺激を最低限に抑えた環境に置き、少しずつ世の中を見せていく。あらゆることが感覚を通して学習されるという考えに納得できれば、これを理解するのは難しくない。何かが見えるというとき、それはある画像を脳で見て、それを何かであると解釈しているということだ。ルービックキューブ、あるいはテニスボールを見て、どちらかわからなくなることはない。さわらなくても、どちらがどちらかわかる。立方体と球体の違いを知っているからだ。ルービックキューブやテニスボールが見えるというのは、実際のところ、いま目に見えているイメージがルービックキューブやテニスボールであることをすでに学んでいるということなのだ。私たちが感覚と呼んでいるものは記憶でもある。見るとは、物体の外見の直接的な情報であり、その見えるものが何かを特定することでもある。この章の冒頭に「実を言えば、すべての感覚はすでに記憶である」というベルクソンの言葉を引用した理由はここにある。

一般的に、認知は脳に送られてきた感覚情報に基づいて体系化される。私たちは感覚が脳に送りこむあらゆるものの意味を整理して、動的なものである記憶の道筋と解釈の枠組みをつくりあげる。感覚と記憶を同時に経験するということは、よく知っている音楽が聞こえてきたのに、それが何の曲かすぐにわからないという状況を想定すると理解しやすいかもしれない。曲を思い出すことは、感覚と記憶のどちらの回路にも関わる。感覚情報がどんどん入ってくると、さらに感覚と記憶の統合が刺激されて進む。がんばってもおそらく思い出せないし、あとで思い出すかもしれないと考え、思い出すことを放棄してしまうこともある。この脳内プロセスで、数分後にその曲が何だったかわかることもある。記憶は固定されたものではない。感覚と果てのないダンスを踊っている流動的な状況にある。

感覚器官にまったく障害がなく、視力も聴覚も正常——私たち医療関係者は「神経学的損傷はない」と言う——だが、他の人には見えないものが見えると想像してみてほしい。ここからは幻覚の経験の話になる。主観的な感覚の経験が、まわりの世界についての情報を正確に伝えていない状況だ。幻覚は感覚シグナルの誤解釈から起こると考えられる。たとえば熱に浮かされているときなどに起こるし、あるいは膝から下を切断した人が、ないはずの肢からシグナルが送られているような痛みを感じることがある。精神病のケースでは、何も知覚情報が入ってこないのに、外の世界から音が聞こえてくるように感じたり、他の人には見えない物が見えたりする。

知覚の経験は、世界についての人の理解を左右する。『黄色い壁紙』では、語り手が壁紙のうしろに女がいると思ったのは、模様が動いているのが見え、触れられ、刺すようなにおいがして、うめき声が聞こえたからだ。一九二五年、バージニア・ウルフが、おそらく精神を病んで幻覚を見たとき、シャーロット・パーキンス・ギルマンが一八八七年に受けたのと同じ〝安静治療〟を、やはりサイラス・ウィアー・ミッチェルから受けた。安静治療では前に述べた通り、患者はほぼ完全に隔離され、活動を禁じられる。感覚を奪われる状態で、精神病の抑えきれないほど激しい感覚的経験をするのは拷問に近く、病状を悪化させるだけだったのではないか。

　バージニア・ウルフは一九四一年に、もう病気の苦しみに耐えられないと、自ら命を絶った。シャーロット・パーキンス・ギルマンも一九三五年に自殺して、がんで長く苦しむよりも自分で手を下したいという遺書を残している。次の章では、私たちはどのように感覚を理解《メイク・センス》するのか、そしてなぜ私たち全員が共通感覚《コモン・センス》を共有しているわけではないのかを検討する。

第3章　メイキング・センス

知性とは感覚を延長したものである。
――アンリ・ベルクソン

何年か前、ディナー・パーティーの席で精神病が話題になったことがある。例によって誰もが自分の意見を述べ、私の番が回ってきたとき、私はやや軽い調子でこんな話をした。ビジネス霊能者の大半は心が弱っている人につけこむいかさま師だが、なかには自身が精神病的な経験をしていて幻聴が聞こえ、それが死んだ人の声だと思って「交信している」と言う人がいるかもしれない、と。すると、ごくふつうに見えるが霊能者を信じているらしいある女性が、私を見てこう言った。「……精神病でないとすれば、声はどこから聞こえているのですか?」私はつい「何の声ですか?」と言ってしまったが、あとから、声が聞こえることは彼女にとっては当たり前に話せるふつうの経験なのだと気づいた。幻聴は実は意外なほどありふれた現象なのだ。一〇パーセントの人が、人生のどこかの時点で幻聴を経験している。だからといって、それがひどくなって精神病を発症するというわけではない(1)(2)。

そのときの女性は、自分の感覚的経験をありのままに理解していた。声が聞こえるという人にとって、それは自分とは別のものらしい頭の中の声かもしれないし、外の世界から聞こえるのと同じくらいリアルな声かもしれない。後者——外から聞こえるようなリアルな幻聴——は統合失調症の患者でよく見られる。彼らがどのように、幻聴その他の幻覚の経験を理解しているかがわかれば、世界を理解するのに、私たちがどのように感覚的な経験に頼っているかがわかる。

ジョゼフは統合失調症と診断された若者だ。以下は彼が幻聴の経験をどう理解していたかという話である。

ジョゼフは何年も前から、精神科医に診てもらうよう、家族、友人、かかりつけ医から助言を受けていた。ようやく彼が私のクリニックを訪れたのは、その前の週に地元の食品スーパーで起きたある出来事のせいだった。二人の男の会話が、彼の耳に聞こえてきた。一人が「あいつが明日までに死んでいればいい」と言っていた。それが誰のことなのかはわからないが、誰かに危険が迫っている。もしかしたら自分かもしれない。警察に行ってその話をすると、警官はとても親切で、調べてみると言ってくれた。そしてジョゼフがとてもストレスを感じているように見えるからと、病院の救急外来に行くよう勧められた。救急から精神科に紹介され、私のクリニックにやってきたのだ。そのとき彼は二〇代前半だった。

彼は特に問題のない、健康そうな若者だった。若者に多い猫背で、お決まりのヘッドホンをつけ、静かに微笑み、態度は控えめだった。ゆったりした流行の服を着て、自分の話をするときは、不思議なほどくつろいでいた。学校の成績もよく、特に数学、物理学、ＩＴの素質に恵まれていた。一〇代半ばのころ、自分には第六感のような特別な才能があり、ふつうの人間よりも深く世界を理解できるのだと思い始めた。これとＩＴの知識が組み合わされ、彼は少しずつ、誰も目を向けないことを理解するようになった。それは、ほとんどの人が見ている現実が実は〝シミュレーション〟であるということだ。そう確信してから彼の生活の中心は、このシミュレーションをまとめているのは誰か、あるいは何の力なのかを解明することになった。彼の予想では、大半の人が共有している非現実は、シミュレーターによって技術的につくられたのだ。シミュレーションを制御しているのは誰か、人々が経験している〝現実〟の生活とは何かは知らなかった。彼は、シミュレーションを制御している現実世界にも、他の人たちが共有している非現実にもいなかった。ジョゼフの世界では、他の人たちの現実はこのメカニズムを通して植え付けられたもので、彼はそのことを知る数少ない人間の一人だった。それを知っているのは、彼が〝外〟――みんなが気づかない本当の現実――からの声を聞くことができるからだ。

最初、思春期の始まりから中頃に、ときどき聞き取れないほどのぼんやりとした声が聞こえるようになった。意識を集中して耳を傾けても、つぶやきの断片が聞こえるだけだった。大麻を吸うと日々の雑念が消えて、声がはっきりと聞こえた。彼が大麻を吸っているときは、わけのわからない独り言を言っていると友人たちから言われたが、それは皮肉だとジョゼフは考えた。本当に何が起こっているかを知っているのは自分だけだとわかっていたし、大麻を吸っているときはもっと明確にそれが理解できたからだ。彼が部屋に閉じこもり、大麻を吸って、怠けているようにしか見えないこと、勉強しようとしないことに、家族はいらだちを募らせた。ジョゼフにとって外の世界から切り離されていることは不快ではなく、むしろ複雑な妄想の中でとても創造的なことをしているように感じた。シミュレーターの影響力は時間とともに大きくなり、どんどん彼の注意を引くようになった。初めのうちは、ときどき部屋のテレビを通して漏れてくるくらいだったが、あとになると彼の電話へ、そしてヘッドホンへと広がっていた。

彼は大学でコンピュータ・サイエンスの勉強を続けていた。それで外部の力の源を調べやすくなるはずだった。それは何らかの中央デジタル・ハブから伝えられているに違いないと彼は考えた。卒業後はサイバー・セキュリティの上級学位を取ることにした。そのころには例の声が常に、しかも「ステレオで」聞こえるようになっていた。他の人と話しているときも聞こえ、目の前の人が言っていることがかき消されることも多かった。雑踏の中で声が聞こえると、通りのどこかにシミュレーターがいるのではないかと思う。そして〝知っている〟集団がいるのではないかと感じる。ときどき、その知っている誰かが、さりげないしぐさで彼に合図を送っているのではないかと思うのだが、確信は持てなかった。もう一つの可能性は、外部の力が一時的に見知らぬ人の体に入り込み、彼に何かを伝えているということだ。外に出るのは、複雑な解読と妄想の地雷原を歩くようなもので、彼はどんどん引きこもっていった。

サイバー・セキュリティの勉強をすることで、外部の力の裏をかく力を身につけ、〝姿を消す〟ことができるかもしれない。彼は偽のIDをつくり、いくつかの偽名を使い、複数の銀行口座を開いたり、偽の公共料金請求書をつくったりして、シミュレーターに追跡されにくいようにした。しかし警察の詐欺班につかまり、それでもシミュレーターの目を引かないよう、裁判で争うことはしなかった。四か月の禁固刑となって、さらに社会から遠のいた。私が彼に会ったのは、出所から約一年後のことだ。彼はほとんど部屋に閉じこもり、声と暗号の解読をしていた。支配者はさらに踏み込んできて、自分に何か不快なことを強制できるのではないかという不安にさいなまれていた。脅迫されることもあり、ときには自殺しろという声も聞こえた。珍しく外に出ると、支配者に簡単に見つかり、まったく知らない人を通じて常に話しかけてきた。するとジョゼフはインターネットカフェに逃げ込む。そこなら他の雑多なシグナルに紛れることができるからだ。

彼は〝治療〟を受けるのは嫌がったが、重荷となっている考えから逃げたがってはいた。ようやく彼は「もう一度、社会に入りたい」と強く思った。たとえそれで本当の現実についての認識を失っても。ジョゼフは治療を受ける理由について、おもしろい表現を使った。「ぼくは自分の注意を取り戻したい」。精神病の治療を始めて二〜三週間で声が入り込んでくる回数が減り、薬の量を増やすと、数か月の間に少しずつ消えていった。幻聴から始まった妄想もばらばらになって、個人の記憶にぽっかり空いた荒地が残された。彼はしだいに家族や友人と再び会うようになり、そのつながりが強まるにつれて、病的なシミュレーターのいる世界から遠ざかっていった。病院のセラピストがジョゼフをコンピュータのワークショップに紹介し、そこでしばらく運営を手伝ったあと、彼はIT関連の仕事を見つけて無事に就職した。ジョゼフはいま、精神病が「サイバースペースのどこかに」実際にある世界に入り込むきっかけとなったと思っているが、もう隔絶された妄想の迷宮を追い求めることに関心はなくなった。

ジョゼフの話は、人がいかに感覚を通して世界を理解しているか、それがいかに世界についての解釈と記憶の地盤になっているかを示している。ジョゼフは世界の共通感覚を持っていなかった。自分の感覚的な経験から物語《ナラティブ》をつくっていたが、それは誰もがやっていることだ。彼の場合、精神病による隔離で、同じ経験を共有する世界になじめなくなった。五五歳で視力を回復して視覚情報のための記憶体系をつくったバージルと同じで、ジョゼフは精神病後の世界を解釈し記憶する枠組みを構築しなければならなかった。彼は統合失調症と診断されていたが、その主な症状は幻覚(幻聴が多い)と、妄想、あるいはおかしな思い込みである。整理された精神病的な信念体系、つまり妄想が、時間の経過とともに少しずつ進行していく。ジョゼフはしだいに感覚的な世界からくる情報を整理して、表面的にはもっともらしく一貫した形にまとめるようになった。外から見れば、ジョゼフの世界観は〝クレイジー〟だったが、その経験を解読するための内的なロジックがあった。彼の世界の組み立て方は、じつに巧妙だったのだ。

感覚を解釈する

私たちは感覚から脳に送られてきたものを、どう理解しているのだろうか。基本原則としては、体の特定部位からの神経が脳の特定の部位へとつながり、情報はそこで分析される。脳は生《なま》のエビの色をしたゼリー状の塊で、表面には曲がりくねったしわがあり、頭蓋骨の内部の空洞にぴったりと収まっている。殻に収まるエビの身、あるいは殻の中のひだの多いクルミの実のようだ。クルミと同じく、半分に分かれているように見える。脳は二つの半球でできていると言うが、実際は脳全体が半球であり、二つの四分割球でできている。しかしこれからも変わらず半球という表現が使われるだろう。

　脳の外側の層は皮質と呼ばれ、体にある神経のほとんどはここに到達する。皮質は地図に描かれた国のようにいくつかの領域に分けられていて、各国が体の特定の部位からのニューロンを受け取っていると考えられる。この体と脳を関連させた図を〝脳機能マッピング〟と呼ぶ。五感の感覚器はそれぞれ皮質の特定の領域とつながっている。その領域は脳の表面の深いしわで分かれ、視覚野、聴覚野、嗅覚野、味覚野、体性感覚野と、わかりやすく示される（図1参照）。

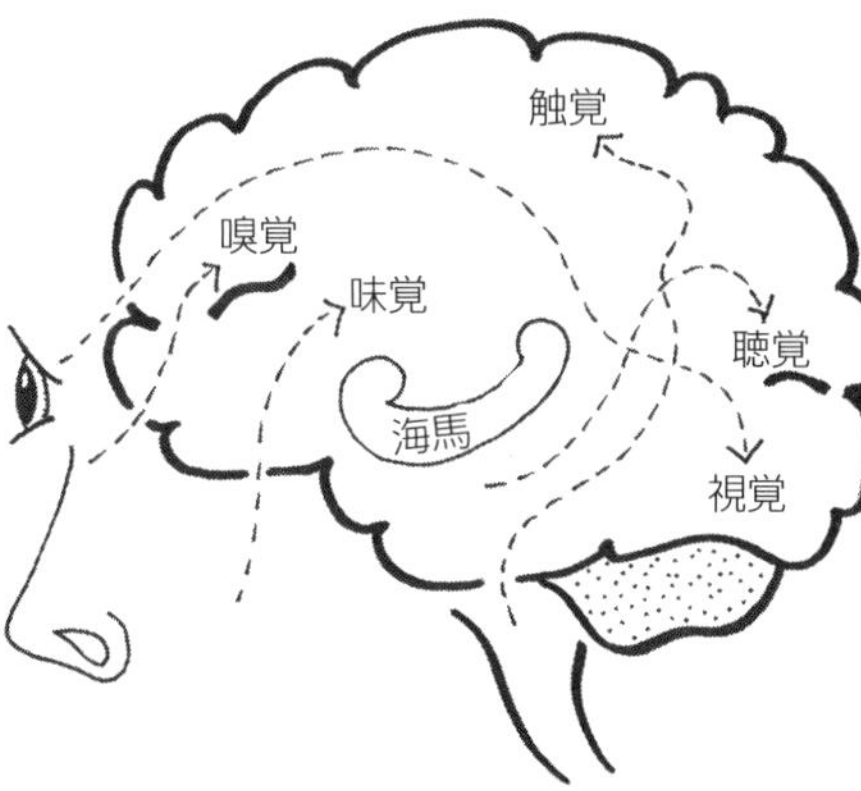

図1　感覚器から皮質への感覚経路
脳の表面の図。神経路は皮質と呼ばれる外側の部位へ行く。これは五感（聴覚、視覚、嗅覚、味覚、触覚）を皮質にマッピングした図。

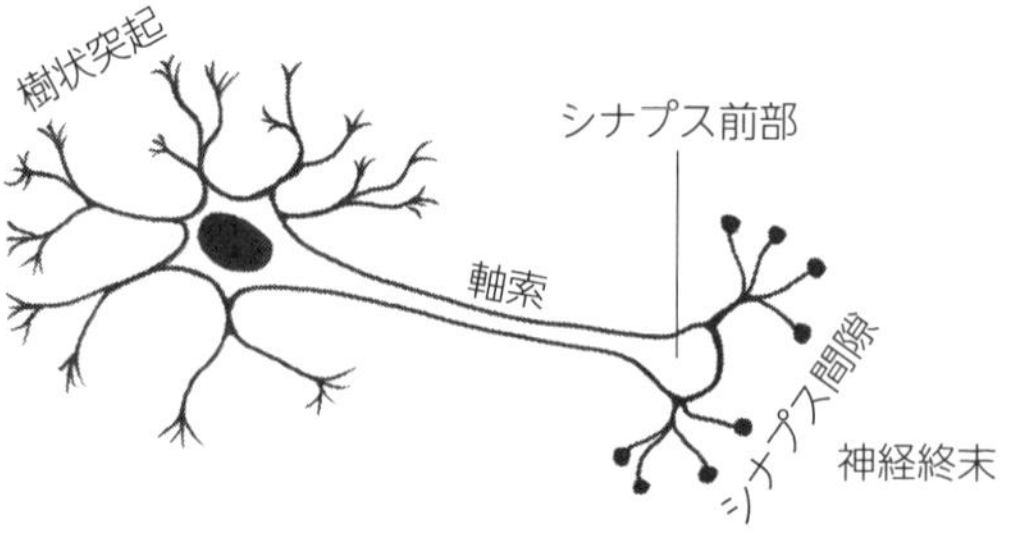

図2　典型的なニューロン
電気シグナルは樹状突起から神経終末までニューロンを伝わっていく。そこでシグナルは細胞膜の微細構造を変化させ、神経伝達物質を含むシナプス小胞はニューロンのまわりの膜と融合し、小胞を壊して神経伝達物質を放出する。

感覚ニューロンはつま先から頭皮まで、体のすべての部位から脳に入っていく神経細胞である。ニューロンの形はさまざまだが、一般的に、片方の端に樹状突起があり、そこから神経終末まで、細胞質が鎖のように連なっている（図2参照）。神経終末は神経伝達物質を含む丸いこぶ状のものだ。細胞膜に含まれる神経伝達物質は電気刺激を受けると周囲の細胞と同化し、シナプス前部へとあふれ出す。シナプスはニューロンとニューロンの間をつなぐ部分を指す。放出された神経伝達物質はそこを飛び出して、近接する樹状突起のレセプターにくっつき、シナプス後ニューロンに電気の波を起こす。この電気化学的な信号が、脳のすべての活動の基本である。

信号をニューロンから次のニューロンに伝える電気化学エネルギーは、神経伝達物質の放出以外の方法でも生じうる。光が網膜で電気信号に変換される、浮遊するフェロモンが鼻腔にある嗅覚レセプターを発火させる、食品に含まれる化学物質が舌の味蕾に電気信号を起こす、音波が鼓膜を震わせて信号を生む、何かに触れると皮下の触覚受容体を刺激して小さな信号を生む、などだ。

体性感覚

神経科学の黎明期の話に戻ると、モリヌークスとロックは、触れた感覚が指から脳まで、あるいは見たものが目から脳へと到達する感覚経路を想像するしかなかったが、いまやそれは周知の事実である。外界からの触覚刺激を感じる器官は皮膚である。私たちが触れるもの、触れてくるすべての信号は、脳の体性感覚野に到達する。それは脳の中心溝に沿って帯状に広がる部分だ。

ワイルダー・ペンフィールド（一八九一～一九七六）は脳神経外科医の草分けである。彼が生きた二〇世紀初頭、まだその分野に挑む人はほとんどいなかった。彼は脳の手術を受けているてんかん患者が意識のある状態のとき実験を行ない、脳の体性感覚野を針で刺すと、違う体の部位をさわられているように感じることを発見した。驚いたことに、体性感覚野には何の感覚もない。脳は体の表面や内部からの接触は読み取るが、脳そのものには体性感覚のレセプターがないからだ。皮質は感じられないのに体は刺激を感じるという、直感に反する事実は、脳と体が不可分であることをわかりやすく見せている。そのうちに、ペンフィールドは違う患者の体性感覚野の同じところを針で刺すと、すべての患者で、体の同じ部位に触れた感覚が生まれることに気づいた。彼は体の部位が、脳皮質の決まった場所に〝対応している〟と理解するようになった。

一九五一年、ペンフィールドは体性感覚野に割り当てられた体の地図を書籍で発表した。彼は脳地図作成のパイオニアで、彼が描いた感覚のホムンクルス（「小さい人」の意味）は、何年たってもほとんど修正されていない。図3を見ると、体の部位は体性感覚野に実際の大きさとは違うバランスで描かれているのがわかる。口や唇などは比較的神経の量が多いため、大きくても体性感覚のレセプターが少ないために敏感でない脚に比べて、皮質表面の広い範囲を占める。

五感からの神経が集まる外皮質の他に、体内から、いわゆる〝内受容性〟の感覚を伝える神経の地図もある。内受容皮質は〝島〟とよばれ、脳の表面からは見えない皮質のひだの奥にある。島は〝本能的〟な感覚を読み取るもので、とても重要である。それについては次章で見ていくが、ここでは私たちが世界を経験するとき、外からのインプットと同じくらい、内からのインプットによって、その経験が左右されているとだけ言っておこう。

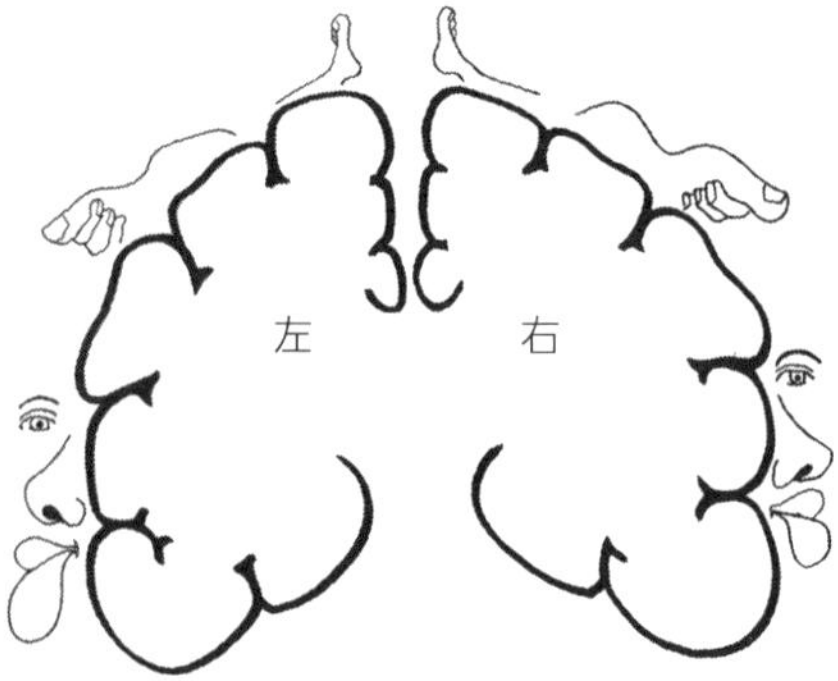

図3　体性感覚のホムンクルス／体性感覚野
耳から耳の線で脳を縦に切った断面図に体性感覚を割り当てたもの。体性感覚野は皮質の中心溝のうしろに位置する。人の体の部位ごとに領域が決まっている。口や舌など、敏感な部位は神経の数が多く、大きく描かれている。

ペンフィールドの研究は、基本的な考え方としては、体の触覚は脳を通してしか経験できないことを示している。ときどき末端のニューロンからの情報を脳が読み間違えることがある。その一つの例が幻肢痛である。これはたとえば膝から下を切断したのに、その部分に痛みを感じる現象だ。そのようなことが起きる理由は、断たれた神経が、膝の断端から感覚のホムンクルスの脚の領域までまだつながっているからだ。感覚のホムンクルスにおける足の領域づけは決まっているので、この神経路を体性感覚野が記憶していて、膝下が切断されても脳の〝膝下〟の領域が発火する。もし逆に、膝下に対応している脳の部位が脳卒中などで損傷したら、完全な脚があるにもかかわらず、脚が何かに触れる感触はないかもしれない。私たちが体の感覚を経験できるのは、脳があるからに他ならない。

ワイルダー・ペンフィールドが描いた人のホムンクルスは、いまでは磁気共鳴断層撮影（MRI）という脳の神経画像技術によって見ることができる。アルノー・ヴィルリンガーのグループがたった五〇年で、MRIを使って、手のさまざまな部分に触れたとき、脳の体性感覚野の中でそれに対応する領域を〝ライトアップ〟して特定できるようにした(3)。脳外科手術によって解明されたペンフィールドのホムンクルスから脳の画像化までの道のりは、神経画像技術が脳研究の可能性を切り開いた一つの例である。

変換される感覚

体を脳にマッピングする基本的原則は、脳以外の体のあらゆる部位を脳に対応させることだ。脳内では、それらは全体に広がる独自の回路で接続されている。遺伝的に受け継がれる脳のハード配線と、感覚からの情報で成長する経験のソフト配線によって、記憶と学習の複雑な相互関係が形成される。ソフト配線は適応と学習のための脳の配線である。ハード配線とソフト配線は、常に互いに影響を与え合っている。たとえば目が見えない人は、触れることで世界を知る。触れて理解できる理由を身体構造的に説明すると、体性感覚野のニューロンが、脳皮質の離れたところにある視覚野と接続するからだ。そこで〝触覚〟が〝視覚〟の情報に変換される。生まれたときから目が見えない人は、見える人に比べて視覚野が狭いが、他の感覚皮質の領域からの接続は多い(4)。目が見えない人も〝見える〟が、その映像は二次元、平坦である。視野に奥行きがないのだ。

盲人が〝見る〟仕組みを調べると、感覚の概念的な性質について多くを学べる。感覚は基本的には入ってくる刺激を区別することであり、その区別のメカニズムは、すべての感覚の解釈で共通である。脳は触れることで形を区別したり、形を見て画像を区別したりする。音も同様で、音は他の音との比較で特定される。音階やキー、あるいはリズムの違いを考えればわかる。音や映像の違いを区別するとパターンが形成されて認識される。それが記憶の基盤である。生まれつき目の見えない人が、バージルのように運よく視力を回復したら、視覚野は体性感覚野からの接続ではなく、外から入ってくる視覚情報を中心に形態が変わるだろう。

感覚が変換される記憶の、もう一つよくある例は読唇術だ。また、視覚と聴覚のどちらかがないとき、視覚や聴覚への刺激は、接触や振動で知ることができる。皮質が感覚情報を対応する脳の領域ではないところに送る現象は、人の脳が状況に合わせてどのように感覚情報を記憶、解釈しうるかを示している(5)。現在では、そうした脳の可塑性――脳が成長して変化できる可能性――が、目の見えない人が使う感覚交換装置に利用されている。それは固定されたカメラで、視覚映像を音に変換し、カメラがとらえた映像を、脳の聴覚野が学習・解釈できるようにしたものだ(6)。

神経科学の言語は、感覚限定皮質モデルから、密接に接続された脳を反映する、計算高次モードの組織モデルへと変化した。

感覚と知覚

ジョン・バージャー（一九二六〜二〇一七）は一九七二年に発表した著書『イメージ――視覚とメディア』と、その後のBBCのシリーズ番組で、人は視覚を超えたところでどう〝見ている〟のかを調べた。彼は、人が見たものを脳がどう解釈するか、つまり知覚についての大家だった。絵画評論家、視覚アーティスト、作家として、ものの見方は、経験によって得られた世界の枠組みから発達することを実証した。それを彼は〝知覚的恒常性〟と呼んだ。私たちは女性と男性に対して違う見方をするが、それはたとえば根深いところで条件づけされた価値体系のためだ。知覚的恒常性は必要だが（ないと刺激を受けるたびに評価をやり直さなければならない）、それが偏見の基礎にもなる。バージャーは白内障で少しずつ視力を失っていったので、ものの見方を学ぶという直接的な経験をしているのだ。白内障の手術をして、彼の視力は大幅に向上した。(7) 彼はその〝視覚ルネッサンス〟について、手術後にはすべてを初めて見るように感じたと説明している。何年も停滞していた彼の視覚記憶回路は、光を受けて充電され、彼の大切な記憶が戻ってきた。子どものころの鮮明な記憶の映像がよみがえったのだ。白い紙を見ると、母親がいたキッチンと「テーブルの上、流しの上、棚の上にあった白い布」を思い出した。

アイルランドの作家トマス・キルロイも回顧録、『裏庭の塀の向こう（*Over The Backyard*

Wall)』で、白内障手術のあとに映像的な記憶を取り戻した経験を書いている。キルロイは想像の中で故郷の町カランを旅して、子ども時代の記憶をたどっている。私にとってその本がとても興味深かったのは、私自身がそのアイルランド内陸部の小さな町に、子どものころ何年か住んでいたことがあるからだ。昔の記憶映像を取り戻した彼が語る視覚ルネッサンスを、私は自分の経験のように楽しんだ。彼は「視覚自体の本当の起源」は記憶であると書いている。視覚はすべての感覚と同じで、記憶と切り離すことはできない。その二つが織り交ぜられて知覚を形成する。

ここで（無害だったが）幻聴を経験していたディナー・パーティーの客と、頭の中でずっと幻聴が聞こえていたジョゼフの話に戻ろう。幻聴の根底にある感覚メカニズムとは何だろうか。正確にはわからないが、精神病の人に幻聴が聞こえているときにも、ふつうに発話を聞いているときに反応する脳の部位の神経が発火することはわかっている。[8][9] 同様に、脳の視覚野が発火して壁紙が波打つのが見えたり、嗅覚野が発火して腐ったにおいがしたり、味覚野が発火して変な味（毒を入れられたような）がしたりすると思われる。現在、統合失調症の患者は、皮質に向かう感覚経路の神経回路全体が異なっているという証拠が見つかっている。[10] これはつまり、どの部分であれ感覚経路に干渉しているものが、感覚的な経験に影響する可能性があるということだ。末梢神経からの感覚情報がなくても違う皮質領域を発火させる原因はいくつかある。たとえば、てんかん、脳腫瘍、向精神薬の局所への化学的な刺激、配線エラー、神経伝達物質の不調などだ。医学生に教えるように簡潔に言うと、幻覚は外部刺激――より正確には、その反応を引き起こすはずの外部刺激――がないのに経験する感覚ということになる。

バージニア・ウルフは双極性気分障害を患っていた。私から見ると、『ダロウェイ夫人』の中でセプティマスが経験する感覚の説明は、疑いようもなく、彼女自身の躁病の経験に基づくものだ。躁病では外的感覚は正常に脳まで届けられるが、知覚が過剰になったり解釈を誤ったりする。セプティマスはロンドンのリージェンツ・パークの木の下に座り、「葉が生き、木々が生きている。……この体は何百万もの繊維で葉と結ばれている」と語り、「そのすべての意味するところは新しい宗教の誕生」であると結んでいる。ここでセプティマスの過剰な知覚、視覚と聴覚の経験の断片的な理解、そして妄想的な解釈を感じることができる。

彼は感覚を正しく受け取っている――木と葉は実際にある――が、それを理解していなかった。ウルフのこの描写は、精神医学で妄想知覚と呼ぶ症状（実際の外部からの刺激で生じた不可解な考え）について、私が読んだ中でも最良の描写の一つである。セプティマスは結局、精神症状の爆撃に耐えられず自殺をするのだが、これはウルフ自身の計画的な自殺を予言するかのようだ。

統合失調症《スキゾフレニア》という診断名を廃止するべきだと主張する人は、精神科医も含めて多いが、彼らがあげる理由は、精神病的な症状は珍しくないから、また統合失調症はスペクトラム障害であるから、というものだ。さらにこの病名の悪いイメージを払拭するという利点もあると言う。私としては、言葉を変えても悪いイメージは変わらないと思う。悪いイメージは〝スキゾフレニア〟という言葉のせいではないし、それを廃止すれば、その名前が本当にイメージを悪化させていると認めることになる。自閉症《オーティズム》が悪い意味にとられなくなったのは、言葉を変えたからではなく、社会が学んだからだ。自閉症スペクトラム障害（ＡＳＤ）の人は、もう〝変人〟とはみなされない。

人と違う／特別であると、正しく認識される。神経機能がふつうと違う特別な人を理解するのに必要な、見識と公平さを学ぶことで、私たちみんなが前よりずっと親切で寛容になる。

しかしそこに、重大なことを補足しておかなくてはならない。自閉症スペクトラムであることと自閉症はまったく違う。精神病スペクトラムと統合失調症はまったく違う。強迫観念を持つことと強迫性障害（ＯＣＤ）はまったく違う。そして思いもよらぬことをやったり感情的に不安定だったりする人に「双極性障害」と安易にレッテルを貼るべきではない。前に述べたように、新しい気づきの知識は最初は一般化されすぎるきらいがあり、脳と行動に関する新しい情報はまず自分に当てはめる傾向がある。私たちは自分自身を理解したくてたまらないのだ。しかし性格や性向が、その人の人生を損なう病気をつくるわけではない。この種の自己診断は、本当の精神疾患の患者が経験する、ときに破壊的な苦しみの過小評価につながる可能性がある。他の人に聞こえない声が聞こえるからといって統合失調症であるとは限らない。それは悲しんでいてもうつ病とは限らない、厳格なほどのきれい好きだからといって強迫性障害とは限らない、コミュニケーションが苦手だからといって自閉症とは限らない、感情の起伏が激しいからといって双極性障害とは限らないのと同じである。

奇妙な感覚の解釈

妄想的な信念と、〝ふつうの〟人の信念との区別は、判断が難しいかもしれない。非科学的で境界的な文化的信念システム、第三の目現象は疑似精神病に見えることもあるし、実のところ一部は本当の精神病である。映画には、非常に奥が深く、精神病の症状を経験したことのある人にとって、説明の骨組みを与えてくれる作品がある。統合失調症の診断を受け、私たちの病院で治療を受けている若い男性の多くが、奇妙で変わりやすい感覚知覚の中で生きる経験を説明するとき、『マトリックス』、『インセプション』、『メメント』などの映画をあげる。『インセプション』の主人公であるコブは人が眠っている間に思考を盗むが、それが私の患者のジョゼフに大きな影響を与えていた。コブはやがて他の人が眠っている間に、その人の脳に思考を植え付ける訓練をする。『インセプション』はジョゼフに、どうすれば他人の考えを脳に植え付けられるのか、そしてコブが言うように、なぜ「いったん植え付けられたら対抗できなくなる」のかを教えてくれる。映画の舞台が未来のディストピアで、時間感覚が乱れて知覚の混乱をまねくものもある。リドリー・スコットの独創的ですばらしい作品『ブレードランナー』が代表例だ。

私たちの脳には、ソフトとハードの神経接続が混ざっている。その接続は胎内で形成される初期の神経回路から発達し、経験の世界からのインプットで成長する。感覚情報は、経験を通して記憶が複雑になるにつれて区別されるようになる。これが知覚と知覚恒常性の基盤で、人はその中で自然に世界をフィルターにかけている。人はそれぞれ独自のフィルターを持ち、それが私たちの記憶である。『ブレードランナー』のノーカット版では、レプリカントの人間のような性質に困惑したデッカードがこう考える。「なぜレプリカントは写真を集めるのか。きっとレイチェルと同じだ。やつらには記憶が必要だったんだ」

第4章　海馬の話

「昔々ある遠いところに、お姫様が……」というおとぎ話でおなじみの型は、誰もがよく知るものので、どの文化にも見られる。この「時間・場所・人」というフォーマットは、物語が記録されるようになった昔から使われてきたので、私たちはそのフォーマットを直感で知っていると思っている。だが、私たちが人生の始まりとともにその中にあったと考えるのは間違いだ。

精神状態の検査に関して医学生や看護師が最初に教わるのは、〝時間・場所・人についての見当識〟と呼ぶものである。これはそのときのだいたいの時間、曜日、月、年、どこにいるか、自分は誰かがわかるということだ。患者が〝その三つを正しく判断〟できないとき、脳機能に（慢性的なものであれ一時的なものであれ）深刻な問題があると考える。人は実際的にもニューロン的にも、時間・場所・人の組み合わせを通して学習するようにできている。この組み合わせを使ってどのように学習するかを語ることは、海馬と記憶について語ることだ。

物語のこの三大要素のない世界にいることを想像してみよう。経験を処理する時間・場所・人のフォーマットがない人には何が起きるだろう。サミュエル・ベケットは、過去、アイデンティティ、記憶のない状況を描く達人である。彼の作品の登場人物の多くが永遠に現在で止まっているように見える。『ゴドーを待ちながら』に出てくる不運な浮浪者であるヴラジミールとエストラゴンは現在に閉じ込められ、過去も未来もなく、誰か――救済者――を待っている。その人が現れるかどうかわからないし、そもそも存在しないかもしれない。浮浪者たちはコインの裏表のようなもので、互いに離れられず、かといって二人でいると安心するわけでもないようだ。個性を持たない二人組で、時間と場所のない世界で取り残されているという悲惨な状況である。彼らは楽しい物語の時間・場所・人のフォーマットの外に〝存在〟する。彼らは過去を（前日でさえ）思い出すことも、現在を確立することも、未来へ向かうこともできず、同じ一日をぐるぐると回り続け、死あるいは救済を待っているように見える。エストラゴンの「空っぽがありあまっているからな」というセリフは、彼らの見当識の混乱を簡潔に表している。ベケットは神のいない世界における、人間の残酷さと不確実さを書いていたかもしれないが、人生という経験を、私たちがその中で生活する時間・場所・人のフォーマットにうまく落とし込んでいる。おなじみの要素を排除することで、ベケットは記憶の見当識の外側で生きるとはどういうことか、読者に感じさせているのだ。前の章では感覚記憶について見てきた。ここからは感覚情報を、時間・場所・人の海馬記憶フォーマットへと変換する細かい過程を見てみよう。

精神科医としての研修を始めたばかりのころ、現実世界で記憶を形成する能力を失った人に何が起こるか、この目で見る機会があった。それは一九八〇年代後半、研修一年目で、私はダブリンの都市部にある聖パトリック病院で働いていた。

MMのケース

MMは記憶障害と性格の変化についての診断のために紹介されてきた。私が会った当時の彼女は四〇代初めの主婦で、一〇代になったばかりの子どもが二人いた。私は病院の待合室の受付に面した面談室で、彼女の臨床診断を行なった。MMがデスクを挟んで私の前に座り、不安と不信の入り混じった表情で、顔をしかめて初対面の若い医師を見ていたのを思い出す。

MMの病歴を知るには彼女の母親の話が必要と考え、面談には母親も同席してもらった。母親は私に、MMが彼女らしくないおかしな行動をとるようになったのは、数か月前からだと言った。ほぼ完全に記憶を失っただけでなく、自分の子どもにさえ冷淡になったという。子どもを含め、家族を認識できないときもあるが、いつもというわけではない。以前はやさしい性格で、母親としても娘としても問題はなかった。いま子どものお迎えは、学校への道順がわからなくなったMMの代わりに両親がやっている。母親の冷たい態度に戸惑い動揺する子どもの気持ちを、祖父母がケアしているのだ。MMの夫は、敵意があるように思える妻の行動に対処できずにいた。彼女にとって、すべての出会いや出来事が、以前に起きたこと（たとえ数分前のことでも）とは何のつながりもない、初めての経験のようだった。

私が特に覚えているのは、MMはいつも迷子状態にあるという母親の言葉だ。ほんの少しの時間でも、いったん部屋を出て戻ってくると、彼女にとってそこは初めて入る部屋で、もう一度、最初から覚えなければならない。これを確かめるために、面談室の中をぐるりとよく見てほしいと彼女に頼んでから、母親と一緒に待合室に出てもらい、面談室のドアを閉めた。そこで今度は待合室をぐるりとよく見てもらい、また面談室へと戻らせた。すると面談室は彼女にとって初めて見る部屋になっていて、前にいた場所とは認識できなかった。見当識障害がこのレベルになると、一人にはしておけない。彼女は常に何か不安を抱え、起こることすべてが初めての恐ろしい経験だった。MMは記憶は失っても、料理や書くことなど複雑な運動作業はできた。私と話しているとき、戸惑い怖がってはいたが、自分の問題を正確に示すことはできなかった。物を見てそれが何か特定することはできたし、言葉を聞いて、その意味を理解し、適切な反応もできた。味やにおいもわかった。自分の窮状について理解できたのは、場所に関する記憶を完全に失ってしまうことだった。彼女は自分がどこにいるかわからない感覚に押しつぶされそうになっていた。

MMはデスクの向かいに座っているものの、そこにいないように見えた。気持ちが離れ、不信に満ちた状態にあるようだった。彼女は私が誰かわかっていなかったし、診察が進んでも私たちの心理的距離は縮まらず変化もなかったので、面談は意味がわからないものになった。あの日、MMは以前の彼女には戻らない、彼女の病状は医学で治せる範疇を超えていると話しながら、私は無力感に襲われていた。自分は脳に起きている惨事の傍観者にすぎないと感じていた。

MMは短期記憶をすべて失っていたようだった。他の精神機能は正常、知覚認識にも問題がないのに、短期記憶だけ完全になくなるという症例は、後にも先にも見たことがない。想像するのも難しい。よく知られている認知症では、記憶機能とともに他の脳機能も低下する。会話を理解するとか論理的に話すとかといった機能だ。記憶をなくす人は、だいたい料理や運転といった作業もできなくなる。ＭＭは視覚も聴覚も触覚も正常だった。モリヌークス問題では盲人が視力を回復したとき見たものを理解できなかったが、それとは違い、ＭＭは見たものも、他の感覚情報も理解できた。しかし別の記憶レベル——時間・場所・人——で把握する能力が欠けていたのだ。この記憶については、これから〝出来事〟記憶と呼ぶ。出来事記憶は、動的な生物世界の異なる感覚情報を統合する作用がある。出来事についての記憶であり、ＭＭは自分のまわりや自分に起こることを記憶にとどめておけなかった。つまり自伝的記憶を形成する能力を失ってしまったのだ。

ＭＭがなぜ精神病院に入院したのか、不思議に思われるかもしれない。記憶以外の脳機能は問題なく働いていることから、〝ヒステリー性健忘症〟の可能性を調べるために入院させるよう私は指示された。ヒステリー性健忘症は現在では解離性健忘症と呼ばれ、他の脳機能は働いているのに記憶が突然停止する解離状態であると、精神科の研修で教えられた（いまでもそう教えられる）。患者は一部の記憶を失うが、他の脳機能には影響がない。トラウマが解離を進ませる要因であると言われている。深いトラウマを体験すると、その出来事を記録にとどめられなくなり、結果として記憶機能全体の遮断が起きる。記憶ができなくなることで、過去の出来事を思い出して感情が押しつぶされる危険から、その人を守っていると考えられている。解離性健忘症の治療は、トラウマの正体を明らかにし、患者がトラウマ体験を克服して、記憶機能の流れを回復させることだ。私は三六年の臨床経験で、ヒステリー性あるいは解離性健忘症の患者を見たことがないし、一般的にこの診断は時代遅れとみなされているが、この症状について、時代ごとにどのような説明がされてきたのかを知ることは、精神医学についていまも残っている間違った考えを知るうえで重要である。

ヒステリー性健忘症

ヒステリーは一九世紀から二〇世紀初頭にかけて、女性患者によくつけられた診断名である。『ヒステリー研究』における、有名な患者アンナ・Oについてのフロイトの記述は、再検証に値する奥深い物語だ。そこにはフロイト理論の誤った主張がいくつも含まれている。アンナ・O（仮名）は、頑健で学識のあるフェミニストで、フロイトはメンターだったヨーゼフ・ブロイアーを通じて彼女の治療を行なうことになった。彼女は、何かを認識できなくなる、言葉や動作を繰り返す、幻視や幻聴を経験するといった症状があったため、ブロイアーの治療を受けていた。

フロイトは、アンナ・Oを含め、彼の患者の大半の状態は、何らかの形で抑圧された記憶（たいていは性的な意味合いを持つ）によって引き起こされたと信じていた。彼の治療法である〝精神分析〟は、患者が自由に連想したり、非指示的に話したりできるよう手助けするものだ。自由連想は個人についての新たな事実を発見し、最終的にはトラウマを明らかにするものと理論化された。ブロイアーは彼女がそれについて話すと症状が変わるようだと気づき、のちに〝談話療法〟と呼ばれるようになるものを実践した。その談話療法をもとに、フロイトは精神分析法を構築した。フロイトはアンナ・Oについて、いわゆる談話療法を受けたあと完全に回復したと記録しているが、実は彼女は何度も入院している。当時からアンナ・Oについてはさまざまな見解がある。彼女の異様な症状は、側頭葉てんかんと同じように思えるし、結核性髄膜炎（脳のまわりの膜が結核菌に感染）で説明がついたかもしれない。あるいは抱水クロラールやモルヒネの依存症や離脱症状とも考えられる。原因として、いまなら当時は知られていなかった、いくつもの可能性が考えられる。[1] ブロイアーは、アンナ・Oの診療結果を否定したわけではないが、しだいにフロイトと距離を置くようになった。

談話療法についてのフロイトの考えがどんどん狭量になっていき、また神経症の原因を幼児から児童期の性的欲望のせいにしすぎていると感じたためにブロイアーがそこから離れたことは、その後、精神医学の分野で起きたことを反映している。現在、一般的に用いられる対話療法には、ありがたいことにフロイトが行なっていた、指示をしない自由連想法と共通することはほとんどない。いまの治療法（最も一般的なのは何らかの形の認知行動療法）は目標を決めてそこに向かっていくもので、感情は抑制される。フロイト理論に基づく療法とも違う。ほんの三〇年前でも、ペニス羨望が女性の神経症の土台であるという奇怪な考えが、私のような精神科医見習いに教えられていたことには、皮肉でもなんでもなく驚いてしまう。女児は父親に性的に惹かれるという考えは、いまの私たちには不快でしかなく、当時はびこっていた子どもへの性的虐待の正当化に思える（これについてはあとの章で詳しく見ていく）。最近の心理療法は、指示も時間制限もない自由連想によるフロイトの精神分析よりも、問題解決に絞ったブロイアーによるアンナ・Oへのオリジナルの実験にはるかに近い。

歴史上よく知られたヒステリーの症例の多くに見られる特徴は、治療者と患者の親密な関係である。診察に際して一方は感情を、もう一方は専門性をつぎこむ。アンナ・Oは数か月にわたり、毎日二時間ブロイアーに会っていて、それは感情的に強烈なものだった。のちに入院したとき、彼女は別の医師と恋に落ちた。一部の患者、そして一部の精神科医は、ヒステリーのドラマティックな症状をおもしろがっていた。それはたとえば心因性健忘だったり、もっとドラマティックなものとしては、多重人格障害（『精神障害の診断・統計マニュアル第5版』〔DSM5〕では解離性同一性障害）だったりする。最近、私のところに若いスタッフたちの興味をかきたてる患者がいた。彼女は三つの違うパーソナリティに〝分裂〟し、それぞれ違う名前、違うジェンダー、違う性格を持っていた。若いスタッフたちは興味津々で、つぎの人格が現れるのを待ち構えていた。私は患者にその症状が見られたら個室に連れて行き、彼女自身の人格が戻ってから言葉をかけ対処するよう指示した。彼女の解離する回数は減り、心理学者の言葉に注意を向けるようになった。それは多重人格を調べるためではなく、彼女の本当の根本的な問題に対処するためだった。ヒステリーへの興味は、こうした症例が医学以外のところで刺激するのぞき趣味にも見られる。

ヒステリーという診断名は、いまでは機能しないと考えられているが、神経学的障害、一般には感覚障害、運動障害、記憶障害には、〝心理的〟あるいは〝非器質的〟な原因があるという考え方は、まだ臨床現場にも残っている。この領域の臨床用語体系と文献は、神経学と精神医学の間を行き来している役に立たない抽象概念と用語の地雷原だが、それらすべての根底には、人間の経験には〝心理的〟なものもあれば〝器質的〟なものもあるという含みがある。人間の生物としての実生活では、物質としての脳とその機能とは区別できない。脳が経験するすべてのことの基礎は、正常であれ異常であれ、物質としての脳とその機能にあるからだ。一九九〇年代の〝脳の一〇年〟まで、精神医学分野は実体のない〝心〟の領域であり、神経学は〝器質〟としての脳の領域だと、医者を含めほとんどの人が思っていた。神経科学は脳機能の新しい見識を得て、いつのまにか心か脳かの二元論を超え、どちらなのかを論じる必要はなくなりつつある。臨床医学が最先端の神経科学に乗り遅れているのはしかたのないことで、脳全体の機能は不可分であるという考えは、医学分野に完全には広がっていない。

ＭＭの話に戻ると、彼女はヒステリー性健忘を調べるため入院した。過去のトラウマは見つからなかったが、とても具合が悪く、恐れ当惑しているように見えた。このとき神経画像技術はまだ開発されたばかりで、臨床現場にはわずかしかなかった。実はＭＭがその後、脳スキャン検査を受けると、脳の中央部に大きな腫瘍が見つかり、腫瘍科に転科して引き続き治療を受けた。画像では細部はわからなかったが、海馬は両側とも見えなくなっていた。腫瘍は外科手術で取り除けるものではなく、彼女はその後まもなく亡くなった。ＭＭは、神経画像検査装置が現れる以前にヒステリーの検査や診断を受けた多くの患者の典型例である。ヒステリーに関する文献には、同様のケースがたくさん見られる。悪い意味で有名な例は、一九五〇年代にロンドンのモーズレイ病院に入院して、当時もっとも優秀とされた精神科医や神経科医の意見によってヒステリーと診断され、二年後に脳腫瘍で死んだ女性のケースである。(2) 私はその後、MMに会うことはなかったが、母にとっての娘でなくなり、夫にとっての妻でなくなり、子どもたちにとっての母でなくなり、なによりも自分にとっての自分でなくなる、抜け殻のような痛ましい感覚は、ずっと私の頭にこびりついている。出来事記憶をすべて失った彼女は、自分の人間性をすべて失ったように見えた。

MMは私に、海馬なしでは人はエストラゴンとヴラジミールのように、時間も場所もわからない状態で、過去の出来事の記憶もなく、未来について考えることもできないと教えてくれた。重要なのは、ベケットの悲喜劇とは違い、MMは深く苦しんでいたことだ。他にも彼女は、まず現在をつくらなければ過去もつくれないことを教えてくれた。海馬は皮質からの感覚情報を統合して、現在の物語をつくる。このあとの章では、海馬が時間・場所・人の情報（出来事記憶の基礎）をどうつくるのかを見ていく。まずは海馬がMMも持っていた生《なま》の感覚情報を、どのように統合されたもの（連続的な現在という知覚）にするか、から始める必要がある。そのまとまったものこそ、MMにはなかったものだ。

海馬

海馬の構造を理解することは、外界から感覚器官を通って脳の外側の皮質へ伝えられ、そして脳の中心にある海馬のハブへと至る感覚情報の流れを理解するために重要である。海馬は皮質の底のふちにぴったりと収まっている。傘が開いていないマッシュルームを縦半分に切った切断面を想像してほしい。傘の薄い色の部分が皮質とすると、海馬は傘と軸がくっついている丸まった濃い茶色部分にあたる（図4参照）。海馬は脳の両側にあり（鏡に映した形）、左右の海馬の記憶機能には多少違いはあるが、作用のメカニズムは共通している。海馬（hippocampus）という名前は、その形からタツノオトシゴを意味するラテン語に由来する。顔が大きく顎の部分で体がへこんでいて、体はしっぽのほうに行くにしたがって細くなっている。そして頭を下にして脳の前から後ろに横たわっているような位置にある。

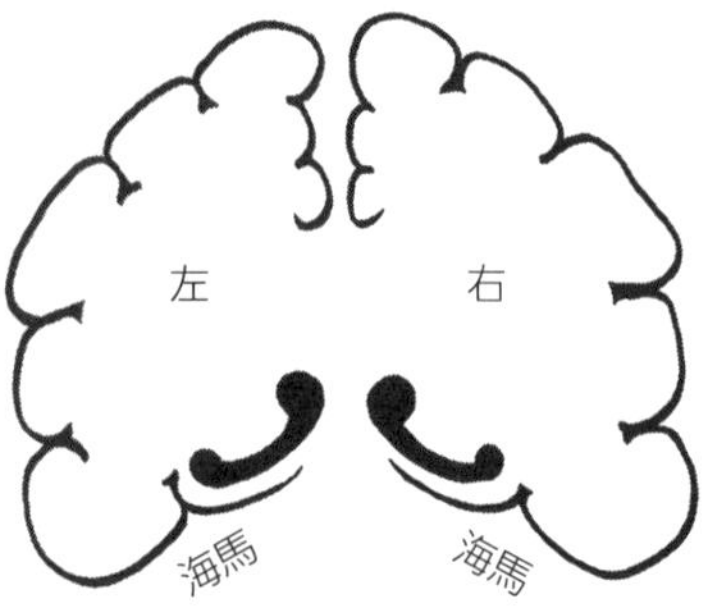

図4　海馬
脳の縦断面図。海馬は外皮質の底のへこんだ周縁にある。

皮質のさまざまな位置にある感覚記憶は、皮質からニューロンを通じて海馬へと集まる。ちょうどマッシュルームの丸まった部分につながるひだのように（図5参照）。信号が皮質から届くと、海馬の細胞層で処理され、海馬細胞の間の新しい接続をつくる。信号が海馬のニューロンを接続させ、新たに接続された海馬ニューロンは基本的に、感覚皮質からの神経信号の〝記憶コード〟である。

海馬のコード化のプロセスをもっと詳しく見る前に、神経科学者が海馬の機能について、ある男からどれほどのことを教わったかを話しておきたい。その男の名はヘンリー・モレゾンと言う。

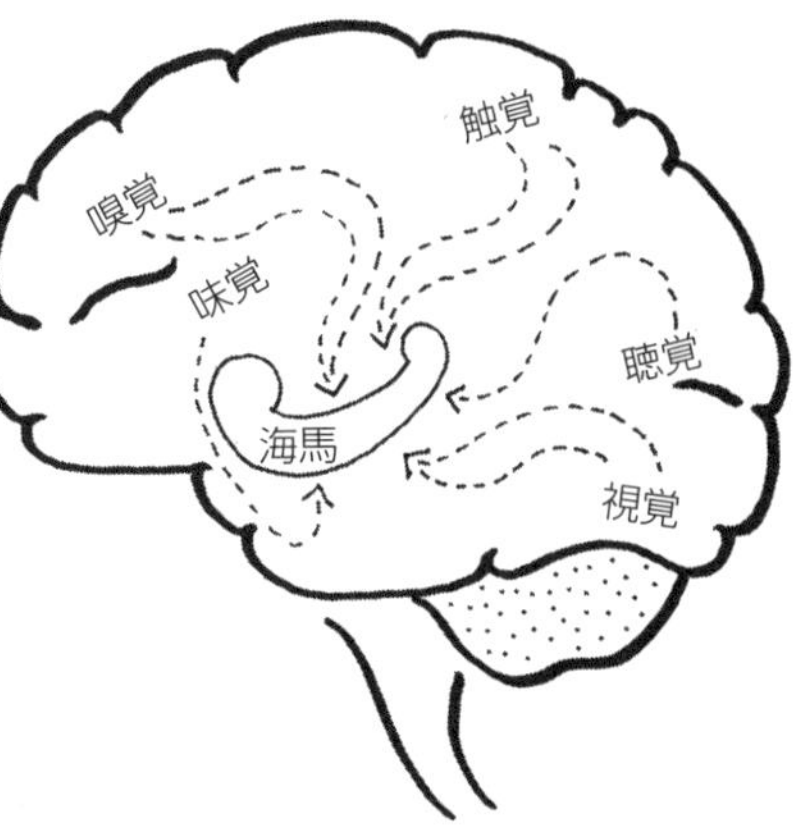

図5　感覚記憶の道筋
脳を横向きで縦半分に切った断面図。感覚情報は感覚皮質から海馬へとニューロン経路で伝達される。

ＨＭ

海馬が人間の記憶機能の中心であることを私たちが知っているのは、主にヘンリー・モレゾン（ＨＭ）のおかげである。彼は記憶の神経科学的研究で最もよく知られた患者だ。一九五七年に発表された、彼の病歴をまとめた論文は神経科学史上、画期的なものだった。[3] 彼の臨床的症状はＭＭと似ているが、海馬が損傷した理由は違っていた。脳組織が傷つけられると瘢痕組織が形成される。脳組織も体組織と同じように、治癒するプロセスで傷跡が残りやすいのだ。ＨＭはのちにてんかんを発症するが、てんかんは海馬のこの瘢痕組織によって引き起こされることが多い。信号が瘢痕組織によってふさがれ、電気エネルギーが増大すると、脳の回路の中で電気信号が抑制なく広がる。脳は海馬をハブとするさまざまな回路の巨大ネットワークで、もし電流がここでうまく調節できないと、脳全体の電流が乱れ、過剰な興奮を起こしうる。そのような状況になった場合、運が悪いと意識を失って倒れ、筋肉の収縮やけいれんをともなう〝強直間代発作が〟起こる。この発作を抑制できずに時間がたつと、さらに神経組織が損傷する。

ＨＭの場合、医師たちがどれほど強い抗てんかん薬を使っても、脳の発火を抑制することができず、彼は両側の海馬を切除された。一九五七年当時、ＨＭの手術は先駆的な治療で、二つの海馬の切除によっててんかんの症状は大きく改善された。この治療法の思いがけず悲劇的な結末は、ＨＭがその後、一生涯にわたり深刻な記憶障害に苦しんだことだ。現在、神経外科医は海馬を切除するときは一つだけにする。二つとも取ってしまうと何が起こるか、ＨＭのケースからわかったからだ。ＨＭは手術後、出来事記憶をまったく保持できなくなった。毎日が新しい世界で、過去は存在せず、行く場所、会う人、すべてが初めてのことになった。彼が住んでいたのは、手術後に初めて戻ったときも、その五〇年後に死んだときも、彼にとってはなじみのない場所だった。二分前であろうが、二〇年前であろうが、過去の経験とつながっているものは何もない。過去もなく、未来もなく、ただばらばらで永遠の現在があるだけ――〝いま〟のスタッカートだ。ＨＭもＭＭと同じように、用心深く、言葉は流暢で、運動機能に問題はないにもかかわらず、会話で一文か二文以上前のやりとりを思い出すことができなかった。

両側の海馬を切除したあとのＨＭについては多くの調査・研究がなされた。特に神経心理学者ブレンダ・ミルナーは、彼が二〇〇八年に八二歳で亡くなるまで、綿密な調査を行なった。ミルナーの目的は、ＨＭの記憶機能には問題のない部分もあるのに――単語を認識して発話するといった複雑な感覚運動課題さえできる――現在のこと以外をうまく覚えていられず、出来事記憶を保持できないのはなぜか、その理由を見つけることだった。ブレンダ・ミルナーは、私たちが日常的な作業に用いている記憶の多くは皮質に貯えられていて、海馬回路の記憶工場を使う必要はないのかもしれないと気づいた。それなら、HMが見る、聞く、触れる、歩く、自転車に乗る、会話するといったことはできる――皮質は無傷だから――のに、「誰、どこ、いつ」という情報をまとめて出来事記憶をつくることはできない理由を説明できる。HMの視覚野はすでに視覚で世界を理解することを学習していたので、その情報は保管されたままだった。同じように、音とにおい、運動と言語スキルはすべて機能していた。彼は過去の状況と、考えられる未来の状況を失っていた。皮質に保管される記憶と、海馬で処理される出来事記憶の違いは、めったにないことだが海馬機能が損傷した赤ん坊や子どものケースで見られる。(4) その子たちは事実や数字、言語の学習は可能で、平均的な授業を受けられることもあるが、自伝的記憶や出来事記憶は保持できない。

ともに発火し、ともにつながる細胞

海馬のニューロンがどのように記憶をつくるのかをテーマにした文献は山ほどあり、記憶研究の中心にある重大な問題の一つだ。記憶の神経科学の礎となったのは、ドナルド・ヘッブ(一九〇四～一九八五)が提唱した画期的な理論で、彼が記憶の神経生理学的プロセスをまとめたキャッチフレーズは世界的に有名になった。それがともに発火し《ファイア・トゥギャザー》、ともにつながる《ワイヤ・トゥギャザー》細胞である。ヘッブはカナダ人の心理学者で、感覚器のホムンクルスを考案したワイルダー・ペンフィールドのまわりにいたすばらしく独創的なグループと仕事をしていた。一九四九年の著書『行動の機構――脳メカニズムから心理学へ』で、ニューロンがどのように記憶をつくるか、その記憶がどのように脳の機能の整理を助けるかについて説明している。彼は発火した多くのニューロンがつながって細胞集成体としてまとまるという説を唱えた。神経信号の電気化学エネルギーが流れることを通じて、樹状突起が形成され、細胞がともにつながるのだ。つながった細胞集成体は、その後、一つのまとまりとして発火し、集成体のニューロンのどれかが刺激を受けると、すべてのニューロンが発火する。この細胞集成体が記憶である。簡単に言うと、接続されて一つのまとまりとして発火する細胞から成るニューロンのコードが記憶ということになる。

細胞集成体のニューロン間の接続は、ヘッブの仮説によれば、ニューロン間の樹状突起の増加でさらに強固になり、より永続的な記憶がつくられる。そうでなければ記憶は薄れていく。発火すると近接するニューロンとのつながりが増えて、樹状突起が増加するという〝ヘッブの法則〟は、記憶の細胞基盤として受け入れられている。このプロセスで樹状突起がきわめて重要なのは、それが神経信号をニューロンからニューロンへと伝えるものだからだ。樹状突起が増えるほどニューロン間の結合が強まる。樹状突起の広がり方はとても美しく、文字通り〝樹状〟に枝が増えていくように広がる。ニューロンには最高で一万五〇〇〇の樹状突起があり、人間の脳には六八〇億のニューロンがある。そうなると、樹状突起と新たなシナプス形成によって、天文学的な数の接続の可能性がある。まるで魔法のように、事実上、無限の可能性があるのだ。

短期記憶の形成においてさえ、重要なプロセスでは、細胞がともにつながるのに十分なほど長い時間とともに発火することが必要だ。ともに発火すると一時的な記憶がつくられ、ともにつながることでより永続的な記憶になる。コード化された細胞集成体が強化されるプロセスを〝固定化〟と呼ぶ。目を覚ましているときは、情報が脳に絶えず入ってくるが、そのほとんどは固定化しない。関連がまったくないので、すぐに消えていく。分子レベルでは、発火した細胞集成体からしっかりとつながった記憶ができるかどうかは、入ってくる信号の強さを左右する多くの要素で決まる。信号の強さが一定の基準にあれば、ニューロンは樹状突起用のたんぱく質をつくり、記憶はより永続的なものになる。信号が弱ければ、細胞集成体の発火は衰え、つながりもなくなる。樹状突起を育てるためには、細胞はエネルギーが必要で、そのエネルギーはニューロンの電気活動から生じる。発火が増えればつながりも増えるわけだ。

発火したニューロンからの電気化学エネルギーを転換して、樹状突起のたんぱく質をつくるという、ヘッブの提唱するプロセスは、脳内でエネルギーがどのように物質に変わるかをわかりやすく示した例である。どんな偉大な発見者にも共通することだが、ヘッブは自分の手法を入念に点検し、そこから導き出された説を証明できなかったにもかかわらず、忠実に記録していた。ヘッブについて私が好きなのは、理論は他の理論に対抗するのではなく、思考の刺激と研究の手引きとして使われるべきだと信じていたことだ。心理学では、理論やその対論の底流を理解するために、ときに膨大な理論的文献を苦労して読まなければならない。専門家以外の人々には、逆説的だがかなり似ているように思える並置された理論を解き明かすことは難しい。事実、それらは似ているのだ。新しい理論は既存の理論から生まれるのだから。ヘッブは基本的に、自分の理論を既存の枠組みに対抗するような位置づけにはせず、自分の観察結果をさらに理解するためにその知識を使った。

海馬の可塑性と記憶との関係

海馬のニューロンの数は限られていて、私たちが現在の感覚世界で生活して記憶のまとまりを固定化しているとき（していなくても）、集まっては離れ、また集まる、という状態にある。海馬のニューロンは特に順応性に富み、シナプスが絶え間なく増加し、つくり直しができるようになっている。生理学的システムが変化したりつくり直したりできる能力は〝可塑性〟と呼ばれる。海馬はもともと可塑的で、さかんに記憶が形成されている状況は、海馬が単一の器官として成長しているものとみなすことができる。学習後の海馬の成長の印象的な例として知られるのが、ロンドンのタクシードライバーについての有名な調査である。二年間、熱心に道順を覚えたドライバーたちの海馬は、明らかに大きかった[5]。この研究は私の記憶にこびりついていて、ロンドンでタクシーに乗るたびに思い出す。一方で、記憶力の低下は一般的な老化現象の一部であり、MRIの画像では海馬の縮小が見られる。

いまではうつ病は左側の海馬のほうが小さくなり、うつ症状が頻発したり長期間にわたるとその差が大きくなることがわかっている。また記憶のタイプの違いによって、ラテラリティ効果（脳のどちらかの側が、特定の機能により多く関わっていること。片側優位性）が見られる。タクシードライバーの研究で変化が見られたのは右の海馬で、うつ病の場合、一般的に左の海馬が小さくなる。それは右の海馬は場所の記憶に、左側は自伝的記憶にとって重要度が高いことによる。それならうつ病患者がだいたい記憶機能が低く、うつ症状がある間は自伝的記憶が断片的になり、喪失することがあるのも不思議はない[6]。私たちの研究グループが最近発表した研究では、左の海馬（細胞集成体の〝コード化〟が行なわれている場所）で、うつのときに小さくなる部位を、ピンポイントで特定している[7]。その研究では、うつ病の初期症状のある人では海馬の変化は見られなかったが、うつ症状が長く続いている人では海馬に変化が見られた。よいニュースは、うつが治ると記憶機能も改善したことだ。

皮質の記憶

すべての記憶は海馬にとどまるのか。答えはノーだ。前述したとおり、海馬には限られた数のニューロンしかないので、それらを再利用して新しい記憶をつくらなければならない。ではその海馬の記憶はどこに行くのか。シンプルな答えとしては、海馬と皮質の間には常にやりとりがあり、記憶の大半は最終的に皮質に保管される。皮質のニューロンは海馬のそれとは違い、変更したり並べ替えたりするのは難しい——可塑性が低いのだ。それはつまり、互いに絡み合った多くの細胞集成体によって皮質に定着した記憶マップは相対的に変化しにくく、そのため打撃も受けにくいということだ。記憶には二つのシステムがあり、一つは素早く可塑性に富み、もう一つは遅いが安定性が高い。それはつまり、人はそれなりに安定した知識獲得システムの中で、継続的に学習して変化に適応できるということだ。ただし皮質の記憶は不変なのかというと、決してそんなことはない。皮質の〝ワールド・ワイド・ウェブ〟は、一生涯ずっと可塑的な海馬と交流している状態にある[8]。

出来事記憶と自伝的記憶の保管は、海馬と脳前部の皮質領域、前頭前皮質と呼ばれる部位のニューロンとの継続的な相互作用の中で行なわれている。[9] 前頭前皮質は目の上の部分で、意識のある状態で個人的な記憶を思い出しているとき脳をスキャンすると活性化しているのがわかる。[10] どういう状況かというと、海馬は出来事記憶の保管に関わり、また過去の出来事を思い出すことにも関わっているようなのだ。HMは手術を受けたあとのことは覚えていられなくなったが、幼少期から海馬を切除する以前のことは思い出すことができた。このとき初めて、自伝的記憶は海馬でつくられるが、そこにずっと保管されているわけではないことがわかった。HMが手術する前三年間の自伝的記憶がないことは、自伝的記憶を、やや不安定な海馬の細胞集成体から、前頭前皮質の固定化された結合へと移すのにかかった時間が反映されているのではないかと考えられた。[11] いまでは、古くなった記憶は海馬から皮質へと広がり、そのプロセスは数か月から数年かけて起こることもあるとわかっている。神経科学者は、海馬は基本的に最近のことを思い出したときに活性化するのを見ることができる。一方、前頭葉はもっと昔の出来事を思い出すことに関与しているとわかっている。[12] HMの前頭前皮質は無傷だったので、脳のこの高次な部位に保管されていた自伝的記憶にアクセスできた。〝高次〟というのは、脳の前頭前皮質など、自伝的記憶のような複雑な機能を担う部位について慣習的に使われる用語だ。海馬と前頭葉の回路は、一生にわたる個人の歴史を処理するニューロンの主要ハイウェーである。[13] 前頭前皮質のネットワークはストーリーテラーであり、脳全体から情報を集めて〝作業記憶〟をつくってストーリーを語る。

すでに感覚記憶——視覚、音、におい、味、触覚——は基本的に、皮質の特定の領域で整理されていることは見てきた。視覚野は子どもの成長に合わせて発達し、映像を記憶する。これは、例は少ないが大人でも起こりうる。大人になってから視力を回復したバージルがその例だ。視覚野は映像の記憶を保持し、海馬とは関与しないシステムで機能しているように見える。それは海馬がなくても感覚は認識できたＨＭの経験とも一致する。しかしこれは単純化のしすぎで、経験から知る感覚記憶の驚異的な性質を見落としている。ジョン・バージャーが白内障手術後に視力を回復した〝視覚ルネッサンス〟の経験を思い出してみよう。彼は白い紙を見たとき、突然、母親のいたキッチンを思い出した。このバージャーの話では、視覚野が昔の自伝的記憶を刺激した。視覚アートは、無意識の感覚の解釈——知覚的恒常性——に疑義を突きつけ、知覚を解体するバージャーの世界へと、見た人を連れ込む。

初めて海馬の自伝的記憶をのぞいた例は、てんかん手術前の意識のある患者の海馬を刺激する実験的手法だが、これはおそらくいまだ最善の方法である。オリヴァー・サックスは有名な『妻を帽子とまちがえた男』で、ワイルダー・ペンフィールドが海馬を刺激したときのショックを次のように説明している。

> 刺激をあたえるとすぐに、きわめて生き生きとしたメロディーの幻覚が生まれた。そして人々や情景の幻覚も生まれた。それらは、手術室という無味乾燥な雰囲気にもかかわらず、きわめてリアルに追体験されたのである。……そのようなてんかん性の幻覚・夢想は、けっして空想ではなく、記憶なのである。きわめて明確で鮮やかな記憶であり、しかも、原体験

のときの感情もいっしょに思い出される。[14]（引用は高見幸郎・金沢泰子訳による）

海馬から皮質へ

毎日の記憶が〝皮質に行く〟プロセスのほとんどは、睡眠中に起こるようだ。記憶への睡眠の影響について最初に指摘したのはヘルマン・エビングハウス（一八五〇～一九〇九）で、一八八五年に出版された独創的な著書『記憶について――実験心理学への貢献』で説明している。エビングハウスは自身の記憶のパターンを調べ、新しい情報は眠る前に入れておくと、日中よりも記憶しやすいことに気づいた。これが発見されたあとの記憶研究で、睡眠不足のときは記憶力が低下することが明らかになった。[15] 睡眠が記憶機能によい影響をもたらす理由の一つは、どうやら睡眠中の脳の電気的活動にあるようだ。REM睡眠時に頭皮で測定した電気的活動の記録は、海馬の細胞集成体を結合させる発火の記録によく似ている。睡眠中の脳の細かな電気周波は、毎日海馬から送られてくる新たにつくられる記憶を、皮質がすばやく処理していることを示す。[16] 睡眠中の海馬から皮質への、〝オフライン〟での記憶の固定は、いまはマウスで見られる。[17] 皮質は日中、海馬を刺激し、海馬は睡眠中、皮質を刺激する。夢はREM睡眠時に起こり、内容が予言的なことがあるが、それは現在の出来事が海馬から皮質に送られると、過去に保管された皮質記憶が再活性化して、以前、似たような状況で起きた――だからまた起きるかもしれない――（不快な）ことを垣間見る場合があるからだろう。

ベケットの小説『名づけられないもの』（一九五三年）では、語り手は何者かわからない――あるのは声だけ、体から切り離された声と次々とあふれ出す言葉が、実存的な危機に達する。誰の自我もストーリーであり、ストーリーがなければ本当の自我はない。もっと正確に言うなら、連続的な自己意識がない――名前をつけられないのだ。『ゴドーを待ちながら』のヴラジミールとエストラゴンのように、名づけられないものは、存在について本能的な不安を感じさせる。過去や未来を持たず、ばらばらで、方向を見失った、個性のない、実存的な現在……〝いま〟のスタッカート。ベケットの登場人物たちによって、自我の喪失という痛ましさを描く演劇が生まれたが、それはMMが経験したことではないかと私は考える。海馬が瀬戸際で食いとめている、最大級の実存的危機だ。

よく引用される、『名づけられないもの』のフレーズ「続けなくてはならない、私には続けられない、私は続けるだろう」[18]（引用は宇野邦一訳による）は、ときに耐えがたいが、耐えなければならない人間の普遍的な状況を表す深遠な表現として、いつも私たちの心を揺さぶる。世界に存在し、アイデンティティを持っていれば、たとえ肉体のない声でも、人を前へと進ませずにおかない。海馬は感覚の皮質の世界から差し出されたものは何でも受け入れ、皮質を通じてそれをあなたの物語に転換する。

第5章　第六の感覚――隠れた皮質

草を刈るにおいをかぐと、子どものころの夏に家族が集まってきょうだいやいとこたちと芝生の上を駆け回ったことを思い出す。ジャガイモの乾きかけた土のにおいは、ポーターリントンのメイン通りの小さな食料品店のこと。切ったばかりの木のおがくずと樹脂のにおいは、父と金物屋に行った土曜の朝のこと。乳製品加工所の鼻をつんとつくにおいは、カランの生協で金曜日にバターを買ったこと。こういった記憶の中では、そこにいる自分も目に浮かぶ。マドレーヌの味とにおいに結びついた記憶の直接性と純粋さの、マルセル・プルーストの記述は有名で、飽きるほど引用されているが、ここでもう一度、引用する価値はある。

ところが、古い過去からなにひとつ残らず、人々が死に絶え、さまざまなものが破壊されたあとにも、ただひとり、はるかに脆弱なのに生命力にあふれ、はるかに非物質的なのに永続性があり忠実なものとは、匂いと風味である。それだけは、ほかのものがすべて廃墟と化したなかでも、魂と同じで、なおも長いあいだ想い出し、待ちうけ、期待し、たわむことなく、匂いと風味というほとんど感知できない滴《しずく》にも等しいもののうえに、想い出という巨大な建造物を支えてくれるのである。[1]（引用は吉川一義訳による）

プルーストのこの描写は、おそらく私たち誰もが人生で一度は経験していることだろう。何かを味わったりにおいをかいだりしたとき、その味やにおいに関連づけられた心の動きを感じる。においと味を処理する皮質領域は、一部重複しているが、においのほうが情動記憶を呼び覚ます直接的なトリガーとなる。においによって情動記憶が生々しくよみがえり、不思議な気分におちいる経験は、プルースト効果として知られている。私たちは誰しもプルースト的な経験を持ち、文芸作品にはプルースト的記憶の興味深い描写がたくさんある。ジョン・バンヴィルもそのような経験を書いている。「私にとってはルピナスが、プルーストにとってのマドレーヌなのだ」。彼はルピナスのにおいをかぐと「時間は消えてなくなり、私はふたたび子どもになる」。「海の音」が聞こえ、「日焼けした肌を刺す塩」を感じ、「バナナサンドウィッチ」の味が広がり、「つぶれた芝、海藻、下肥、牛のにおいが混ざった」においを感じる。[2] においは最も神秘的で、心に関わる繊細なもので、感覚の中で本質的に最も情緒的であるが、実体のないものではない。この章では、においを手がかりに、情動（私はそれを第六の感覚と呼ぶ）がどのように感覚と自伝的記憶に織り込まれているかを見ていく。そこには内的感覚、身体感覚、そしてそれらを処理する隠れた情動皮質こと島《とう》皮質——イェイツの印象的な言葉を使えば「心という屑屋の店先」[3]——について掘り下げることも含まれる。

私が初めて相談医としてケンブリッジのアデンブルックス病院に勤めていたときのプルースト的記憶の経験は決して忘れられない。それをこれから語ろうと思う。

ケンブリッジでのラベージの話

それは一九九五年の夏のある晴れた日のことで、私は最初の子を妊娠したばかりだった。私たちは築三〇〇年の大きな庭付きの家を買っていた。私は裏の勝手口のそばのハーブ園で多くの時間を過ごした。ハーブの大半は前の所有者が植えたもので、私は何か月もの間、週末はその手入れをしていた。つた、ミント、レモンバーベナを抜き、木質化していたラベンダーやタイムを刈り込む。ハーブを料理に使うようにもなった。

その日、私はサラダ用にハーブをたくさん摘んだ。そのころ、朝はつわりがあっても夕方には気分がよくなっていたのだが、その日の夜は激しい吐き気におそわれた。翌朝、いつもよりも気分が悪く、診察の合間、次の患者に向き合う前に、固いカーペットの上に横たわり、しばらく目を閉じて休まなければならなかった。気分が悪くなった原因は特定できなかったが、グリーンサラダに入っていた何かの葉物だと感じ、妊娠中はもう葉物は食事に使わないと決めた。それから数日後、ハーブ園で手入れをしている間に、うっかり植物のにおいをかいで急に吐き気がした。原因を見つけようとまわりを見回すと、黄色い小さな花が房となってついている、背が高く濃い香りを放つ植物が目に入った。私は直感的にそれが先週、私の気分を悪くした犯人だとわかった。

それはラベージという古くからある植物で、ヨーロッパでは修道院で育てられ、広く料理に使われたり薬草として用いられたりしていた。なぜそれで吐き気をもよおしたのか不思議だった。

それがにおいのもとなのは間違いなかったが、納得できなかった。ラベージは有毒ではないのに……。植物の種類を勘違いしているのか、それについて読んだことを間違って覚えているのかもしれないと思った。そこで持っていたハーブ図鑑を見てみると、目につきにくい片隅に、ラベージは妊娠中に食べてはいけないと書いてあるのに気づいた。大昔、ラベージは堕胎薬として使われていたのだ。大量に摂取すると流産を引き起こすことが昔から知られていた。ありがたいことに、私が摂取したのはせいぜい二、三枚だった。食べると気分が悪くなった他の食べ物も、妊婦には毒になる可能性があるのだろうかと、気になってきた。その疑問には答えられないが、ラベージが犯人であることをなぜ私の脳が知っていたのかは、説明できる。

このケンブリッジのラベージの話には、いくつかのプロセスがあった。最初にラベージのにおいと味を感覚器が記録してから、その感覚の記憶が形成された――それがなければ、次のときに気がつかなかっただろう。その後またにおいをかいだとき、においの記憶とともに、それが原因で起きた吐き気も呼び戻されたのだ。これはすべて、ラベージを目で見て確認する前に起きた。まるでラベージのにおいの記憶が嗅覚に待機していて、そのにおいや味がしたらスイッチが入って、害をなす可能性があると知らせてくれたかのようだった。覚えていたにおいが、気持ちが悪いという感覚を生んだ。私はラベージのにおいを覚えている自覚もなかった。私たちの脳は、それほど賢いのである。

においはさまざまな感情を引き起こす。赤ちゃんの頭皮のにおいが愛情を。恋人のうなじが性的興奮を。汗臭さが恐怖を。腐った魚や、私の場合はラベージが嫌悪を。においはあなたの時間を戻し、一瞬のうちに未来の危険を告げる。なぜにおいは、これほど生々しい感覚を呼び覚ますのだろうか。ここでは、においの感覚が脳に入るところから始めなければならない。それはさまざまな香りの化学物質を認識する、鼻腔の上にあるにおいのレセプターである[4]。香りの化学物質は食べているものに入っている場合もあるし（マドレーヌやハーブ）、空中に浮遊している場合もある（つぶれた芝、ルピナス）。分子レベルでは、特定のにおい分子が鼻腔のにおい受容体と出会うと電気信号が生じ、それが嗅神経と呼ばれる五センチほどの短い神経を伝って脳へ運ばれる。嗅神経は鼻の裏側から

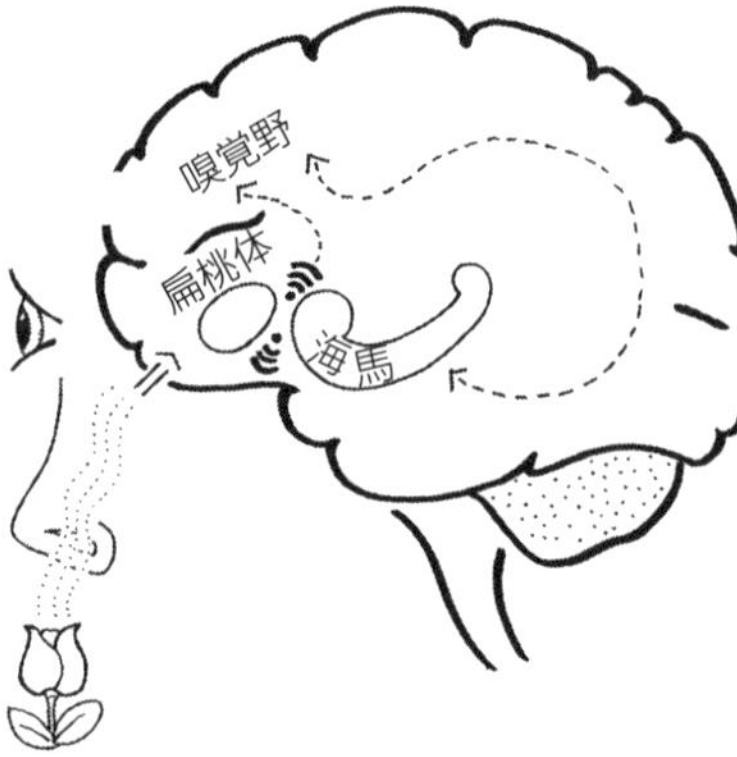

図６　鼻から扁桃体へのにおいの経路
嗅覚神経が電気化学信号を鼻の上部の受容体から二つのルートを通って脳に伝える。(1) 扁桃体への近道。そこでそのにおいに関連する情動が放出される。(2)嗅覚皮質への回り道。嗅覚と味覚の皮質は重なっているため、味とにおいは区別するのが難しい、というよりむしろ、においは味の不可欠な要素である。

扁桃体という脳の組織へ送られる。この扁桃体が記憶を想起する仕組みの中心にある（図6参照）。私は扁桃体を、情動反応と感情を引き起こすことから、脳の〝情動の点火プラグ〟と呼んでいる。それは海馬のすぐ前にあり、それら二つは互いにしっかり接続し、扁桃体から情動シナプスが海馬へと紡がれている。ニューロンがつながると、ご存じの通り、細胞集成体がつくられて、すべてがともに発火する。扁桃体－海馬の接続が、情動記憶の基盤をつくる。

扁桃体

情動の点火プラグこと扁桃体は、海馬と同じく可塑性があり、シナプス結合がすぐにつくられる。またやはり海馬と同じく感覚皮質、特に視覚野と直接つながっていて、映像を見たときの情動反応を助長する。嗅覚と他の四つの感覚との違いは、鼻からのにおいニューロンはまず扁桃体に――嗅覚野に到達する前に――行くということだ。そのためにおいを感じるとすぐに感情の記憶が呼び覚まされるのだ。におい以外の感覚体験――見る、聞く、味わう、触れる――は、脳の表面の皮質を中継して扁桃体／海馬へと潜り込む。何かを見てから、関連する記憶がよみがえるし、ある曲を聴いてから、それがヒットした夏を思い出す。においニューロンは、最初に扁桃体につながり、においをはっきり認識するより先に情動を引き出す。においは、プルーストが述べたように「感情として記憶される」。プルーストは深い内省により、この主観的・現象学的経験を科学者が説明する以前に、正確に指摘していたのだ。

私の場合、ラベージの分子が鼻腔を刺激して信号を発し、それが扁桃体に伝わって、気分が悪くなったときの感覚を思い出させた。それと同時に、日光を浴びたラベージが視覚野で揺らめいていた。思い出した吐き気、においの元の特定、目に映るラベージ、サラダの記憶、これらすべてが一緒になり、ラベージのせいで気分が悪くなった記憶が、絡み合うニューロンの中から現れた。

扁桃体と情動

脳の小さな組織である扁桃体は、どのようにして情動体験を生み出すのだろうか。扁桃体は脳の〝情動センター〟であると大学で教わったが、私にはそれは違うように思えたし、個人的な認知的構成概念には当てはまらなかった。それ以来、私は人間の体の情動システムを理解するために記憶の骨組みを築き、いまでは扁桃体は情動をつくりだすものではなく、神経センターであり、そこからニューロンが現れて体内に情動をつくることがわかっている。体の中で情動がどうつくられるかを見る前に、扁桃体が情動をつくることがどうしてわかったのか見てみよう。

動物で最も研究されている情動は恐怖である。情動を測定するのに恐怖がよく用いられるのは、動物は恐怖を感じたとき、逃げ出すとか動けなくなるとか、目で見てわかる反応を起こすためだ。情動《エモーション》は運動《モーション》を起こし、運動は評価することができる。扁桃体の研究で最も有名なのは、一九三〇年代から四〇年代に、ハインリッヒ・クリューバーとポール・ビューシーという二人の科学者が行なったものだろう。彼らの名は、サルの左右両方の扁桃体を切除したときに見られるクリューバー＝ビューシー症候群によって、脳のシステムを研究する学生の間ではよく知られている。神経外科医のビューシーが雄のサルの脳の両半球から、海馬と扁桃体を切除した（これはアニマルライツが唱えられる前の時代の話である）。その後、実験心理学者のクリューバーが、そのサルは恐怖を示す行動をしなくなったことに気づいた。サルはもう恐怖を感じないらしく、群れの強いボスザルにおとなしく従う行動を見せなかった。また、へまをして戦いに負けても、怖さを感じないようだった。そのためこのサルは深い傷を負い、群れから孤立し、やがて死んだ。恐怖を感じない世界で、サルは生きていられなかったのだ。

ビューシーに両側の扁桃体を切られずにすんだサルだったら、ボスザルを前にしたとき、心臓は激しく打ち、瞳孔は広がり、筋肉はこわばり、血圧は上がり、ストレス・ホルモンであるコルチゾールが分泌されるだろう。こうした生理的反応が、恐怖という情動を形成する。情動が起きるのは、扁桃体が生きて反応するからだ。扁桃体を切除され、恐怖を感じなくなった不運なサルとはそこが違う。雌ザルについての研究は少ないが、興味深いことに、扁桃体を失うと母親らしい行動が減り、子どもをいじめたりネグレクトしたりすることが頻繁に起こるという報告がある。この実験で、恐怖（私は母親の不安も含まれると思う）はサルの扁桃体を介して起こり、個体だけではなく群れの生き残りには不可欠なものであることが示された。

人間も、まれではあるがウルバッハ－ビーテ病に見舞われることがある。これは扁桃体が損傷し、その周囲は無傷な状態である。症状としては、怯えた表情を認識できず、恐怖そのものを記銘する能力が低下する。(5) 扁桃体が機能しなくなるということは、出来事記憶はつくれても、通常の情動はともなわず、出来事は思い出してもそのときの心の動きは思い出せないということになる。[6] 一方で、扁桃体は損傷していないが海馬が損傷しているときは、恐怖は感じられても、出来事記憶を形成し続けて恐怖を引き起こす刺激を避けることはできない。扁桃体の機能を失うと何が起こるかは、ウルバッハ＝ビーテ病の患者の行動に、驚くほどはっきりと現れることがある。[7] ＳＭと呼ばれるある患者の生活が、学術論文に記録されている。[8] ＳＭは出来事記憶は正常だが、命を脅かされる状況でも、恐ろしいという感情を記憶にとどめられず、前の経験から学んで危険を回避することもできなかったという。なんの警戒心もなく見知らぬ人に近づき、すぐ近くに立つことが多かった。怖さを感じられないこと、そして行動を抑制できないことから、何度か死にそうな経験をしたが、その後、同じような危険があってもそれを避けるようにはならなかった。彼女は恐怖を感じず、恐怖から学ぶこともなかったようだ。興味深いことに、ふつうの人なら恐怖を感じるようなことに、強く好奇心を刺激されるようだった。たとえばタランチュラの感触を知りたくてさわろうとした。

　人が恐怖を感じるとき、たとえばフィクションの怖い話を聞かせると、脳のＭＲＩ画像では扁桃体が明るくなる。[9] クモが嫌いな人がクモの写真を見たとき、クモ恐怖症でない人よりも、扁桃体が激しく活動する。[10] もしクモ恐怖症の人がタランチュラの写真を見ているとき、その頭の中をのぞくことができたら、タランチュラがマッピングされた視覚野と扁桃体の間のつながりが明るくなり活性化しているのが見えるだろう。[11] この架空の経路は記憶であり現在の経験である。過去の経験からつくられ、新しい情動を生み出している。次の重大な疑問は、扁桃体はどのようにして情動（この場合は恐怖）を生み出しているのか、ということだ。

基本的に扁桃体からの神経系のアウトプットは体に向かい、体内に何らかの感じを生む。情動は体内で生じるという理論は、私のヒーローであり第1章で取り上げたウィリアム・ジェームズが「情動の身体的基盤」という論文で初めて提唱した[12]（別の理論家、カール・ランゲも、同時期に情動についてよく似た説を提唱し、二つは融合してジェームズ=ランゲ説と呼ばれるようになった）。ウィリアム、さらに有名な弟のヘンリー・ジェームズ、それほど知られていない妹のアリス、三人とも人間の情動について、すばらしい説明を残している。ヘンリーは優れた小説家として、ウィリアムは心理学者として。そしてアリスは日記を出版し、自らの情緒不安定とうつ病について生々しく記述している。

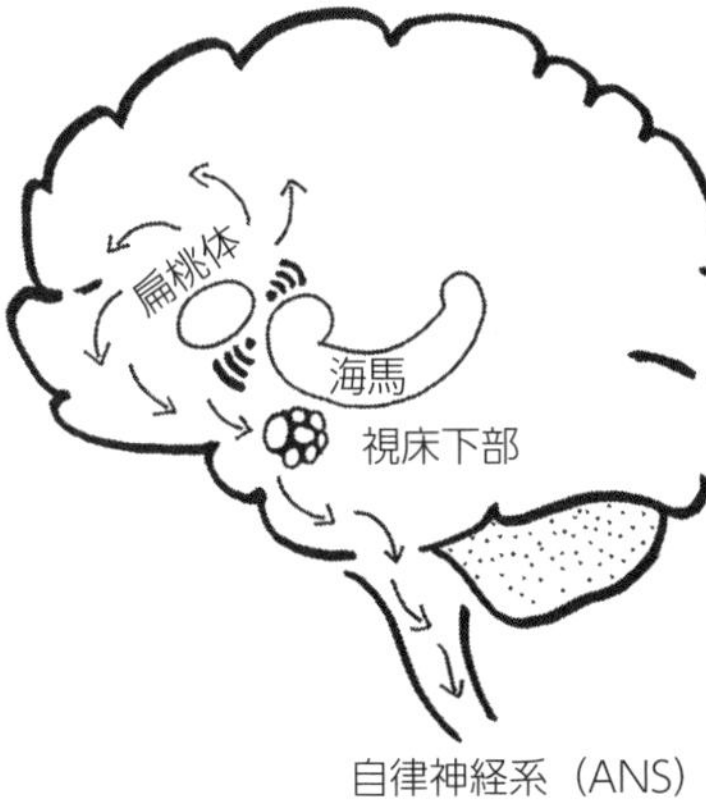

図7　情動の点火プラグとしての扁桃体
このイラストは、自律神経系を点火させて本能的な情動を生み出す、扁桃体から視床下部への経路を示している。

現在では、感情は体内器官の活動から生まれるというウィリアム・ジェームズの説は正しく、脳の扁桃体がその活動を指示していることがわかっている。私が扁桃体を情動の点火プラグと呼ぶのもそのためだ（図7参照）。点火して情動を起こすシステムは自律神経系（ＡＮＳ）である。これは体内すべての器官を刺激する。心臓、消化器官、肺、血管、そして皮膚や一部の腺や小さな筋肉も。ANSは、顔色の変化（赤くなったり青白くなったりする）、瞳孔の拡張や収縮、呼吸速度、心拍、涙液産生、性的興奮などを制御する。〝自律〟とは〝自動〟と同義である。人のANSは一般的に自動的（無意識）に起こると考えられているし、事実そのとおりで、意思ではほとんどコントロールできない。自分で頭の中で命令したところで、心臓は鼓動しないし、胃腸は収縮しないし、血管も拡張しない。これらは自律的なのだ（ただし自律的な機能を瞑想的な作業で変えることは可能であり、それがマインドフルネスの基礎である）。ANSはマリオネットのように、脳からの情報の糸で操られているのだ。

自律神経系を操る視床下部

より正確にはANSの人形遣いは視床下部である。それはニューロンが密集した部位で、鼻梁と同じ高さで脳の中央にある脳液の小さな管を挟んで左右にある。視床下部は扁桃体のすぐそばでつながっている。構造的には、脳のいくつかの回路（特に重要なものの一つが扁桃体／海馬）が視床下部に集まっていて、そこへのインプットの量でANSへのアウトプットが決まる。私たちのグループで仕事をしていた精神科医で神経画像検査の専門家でもあるダレン・ロディによれば、視床下部とは、記憶－情動の脳からのアウトプットがすべて集まり、そこから体に向かって、ANSと内分泌系に変化をもたらす部位である。内受容に関する体組織の多くは視床下部が調整している。それは感覚や情動を生むANSだけでなく、体内のストレス・ホルモン、コルチゾールの分泌を抑制する脳からのアウトプットも調整するコントロールセンターである。私は研究者としてずっと、ストレス系であるコルチゾールに注目していて、脳が視床下部に干渉して私たちの感覚を変える方法はいくつあるのか考えてきた。視床下部は内受容組織への最後の出口点だが、脳から体への流れで内受容組織を変えるだけではない。逆の方向で、内受容組織が脳を変えることもある。コルチゾールとストレスについては、このあとの章で取り上げるが、いまは情動とストレスはどちらも、視床下部という人形遣いが動かしているとだけ言っておく。

私たちはいま、扁桃体の点火プラグから脳の出口のドアである視床下部を通り過ぎ、ANSを通じて内受容組織へと移動している。

感情状態は多岐にわたる

情動の強さはANSの活性化を見ることで測定できる。聴覚刺激よりも視覚刺激に対して、ANSは激しく反応する。これは脳の構造にも見られ、視覚野から扁桃体へのインプットは、他の感覚皮質からのインプットに比べて大きい。ロックやモリヌークスを含めた一八世紀の元祖感覚主義者が、視力と視覚知識／記憶に没頭していたことを考えると、これはたいへん興味深い。おそらくモリヌークスやロックをはじめ、啓蒙主義以前の哲学者たちが感覚と記憶のつながりを証明するのに視覚を選んだのは、映像と情動の回路が密接につながっていたことを直感的にわかっていたからだろう。視覚と聴覚の刺激が組み合わされると、どちらか一つのときよりも大きくANSが活性化される。

人はたいてい嘘をつくと落ち着かない気分になる。この不安はANSが反応して生じる。ある人物が嘘をついていることを表現するのに、映画では嘘発見器の針が振れるシーンがあるが、これはＡＮＳの反応、特に汗をかいているかどうかを測定している。発汗は、ＡＮＳ反応の信頼できる尺度だからだ。ＡＮＳは広い範囲で、反対の感情状態を生み出す。心拍数の上昇と下降――興奮と沈静。血圧の上昇と下降――緊張と弛緩。皮膚の微小血管の拡張と縮小――顔色が赤くなったり青白くなったりする。胃腸の動きの過少と過剰――腹部がはる、あるいはおなかが鳴る。こうした反対の状況が起こるのは、体に二つの自律神経系（ＡＮＳ）――交感神経系と副交感神経系――があるからだ。どちらもＡＮＳの司令塔である視床下部がコントロールしている。一般原則として、交感神経は組織や器官の活動を高める。たとえば心拍数を上げる、筋肉を緊張させる、呼吸を速める、血圧を上げる。これは「闘争か逃走か」システムと呼ばれることが多い。一方、副交感神経系は、心拍数を下げる、血圧を下げる、胃腸の動きを抑える、皮膚への血流を減らす。これは「休息と消化」システムと呼ばれる。

多岐にわたる交感神経系か副交感神経系のどちらかの働きが、さまざまな形で体組織や情動を刺激する。人間の特に激しい情動の多くは、さまざまなものが混ざっている。人間のあらゆる強い感情の記録の中でも、特に強烈でよく描かれるものの一つを見てみよう。アラン＝ルネ・ルサージュが一七一五年から一七三五年にかけて書いた『ジル・ブラース物語』で、ドン・アルフォンソが初めてセラフィネを見たときの様子は、こんなふうに表現されている。「視線はくぎづけになり……崇敬の気持ちが洪水のようにあふれ……喜びにくらくらした[13]」

この興奮と快楽が混ざった、雷に打たれたようなめくるめく気持ちの描写は、きのう書かれたものでもおかしくはない。情動は文化も時代も超え、それが感情の生物学的機構は普遍的なものであることを示している。

　スタンダールの『恋愛論』に書かれた次の明言は、恋愛の体験について多くを語っている。「熱烈な恋ほど興をそそるものはない。そこではあらゆることが予想外に進み、恋を仕掛けた側がいけにえとなるからだ[14]」（引用は杉本圭子訳による）。スタンダールが述べたとおり、私たちは一目ぼれ、あるいは報われぬ愛の幸せな犠牲者かもしれない。自分の意志で行なうことではない。起こってしまうのだ。ひと目ぼれのような激しい情動は、なぜ起こってしまうのか。この問いに対する答えの一部には記憶が関係する。一七世紀、デカルトは斜視の女性に惹かれることの自己観察から、記憶が恋愛感情に与える影響を理解した。彼は子どものとき斜視の少女と恋をしたことがあり、斜視の女性たちはそのときの情動反応を呼び覚ますのだと結論した。彼はこのとき、人は気づかないうちに情動記憶に行動を左右されることがあると認識したのだ。

　とはいえ、ひと目ぼれは抑えきれないものではあるが、突発的でわかりやすいものという意味で、わりとシンプルな感情である。心が感じる情動についての説明は、幅が広く、よくわからないこともある。心は重くなったり軽くなったり、幸福感があふれたり、張り裂けそうになったり、高鳴ったり、凍りついたりする。また、混乱したり、悩まされたり、正体のわからない感覚に押しつぶされたりもする。体が何かを伝えてくれているのかもしれないが、いったいそれは何なのか。ウィリアム・ジェームズは人間の感情は身体感覚以上のものであると知っていて、情動の経験を体内で生じる生理的感覚の解釈と定義した。情動は「そこにある物や思考から直接起こる一次的な感覚ではなく、間接的に起こる二次的感覚である」[15]。言い換えると、一次的感覚は体（ANS）の感覚で、二次的感覚はこれを、恐怖、愛、嫌悪など、標準化された情動として解釈した感覚である。たとえばあなたがこれからとても重要な就職面接に行くところで、胸がどきどきして胃が痛んでも、それは緊張して神経質になっているためで、恋しているからではないと知っている。心臓の鼓動や胃の痛みが一次的感覚で、それが面接を前にした恐怖や不安からくるものだという理解が、ジェームズの言う二次的感覚である。

さてここから、情動という謎の核心に入る。重要なのは感覚を生み出すことだけでなく、それをどのように解釈するか、あるいはときに解釈できないか、ということだ。

第2章で少し触れたように、体内――心臓、胃腸、性器、血管――で生じる内的感覚は、脳の表面下に隠れた皮質の小片にマッピングされている。その部位は島と呼ばれている。感覚を生み出すには体――ANS――が必要で、その感覚を解釈するには、島が必要である[16]。

隠れた皮質、島

ラテン語で島を意味するInsulaという名は、その当該部分が島に似ていることに由来する。手の指先を耳の上の付け根からうしろに向かって少し上向きにあてる。指の下にある脳組織を、空気の抜けたサッカーボールのように中へと押し込んで、皮質の表面にへこみをつくると想像してほしい。このつぶれた部分が島である（図8参照）。

島の機能を調べる一つの方法は、島に不調のある患者を見ることだ。このあと引用する研究は

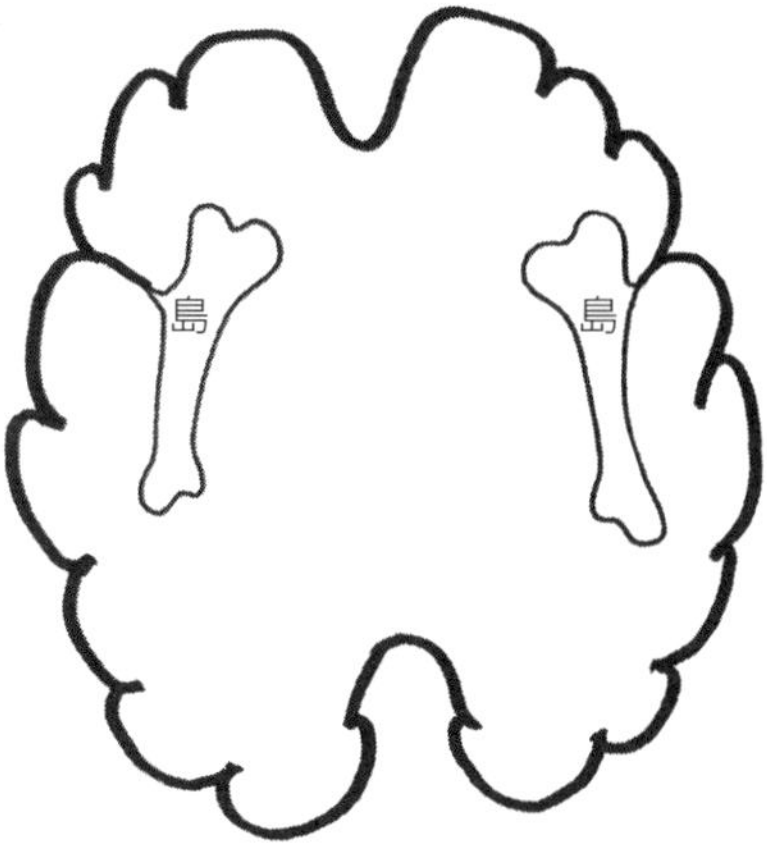

図8　島

脳を、ほぼ耳の上で横に切断した図。島は奥に隠れている。

嫌悪という情動に関するもので、カリフォルニアで行なわれた。そこで報告されているのは、島の変性疾患の患者が経験する不快感、嫌悪感である。[17] 島の萎縮は珍しい症状ではなく、たとえばアルツハイマー型認知症などで見られる。アルツハイマー病患者が不快という感覚を失うのは島の萎縮と関係していることが神経画像検査で確かめられている。これはかなり明確らしく、嫌悪感の経験と島の大きさは比例している。つまり患者の島が小さいほど嫌悪を感じなくなる。神経性無食欲症と診断された人々は、自分の内部状態を理解できないことが多い。それは空腹あるいは飽満の感覚を正しく理解できないというところに見られる。無食欲症では島の大きさに異常はないが、内的な感情状態の変化に反応する部位の活動が低下する。[18] 逆にうつ病患者で、押しつぶされそうなネガティブな情動状態を経験する人は、嫌悪の表情を見たとき島が活性化することが観察されている。[19]

ワイルダー・ペンフィールドが一九五五年に発表した論文では、てんかんの手術のために開頭した状態で意識のある患者の島を刺激すると、どのような影響があるかを説明している。[20] その患者は島を刺激されている間、腹部の違和感を経験していたと書いている。ペンフィールドの研究は、私にとって、数年前に担当した患者の現実の臨床例となった。その患者をここではステラと呼ぶ。

ステラ

ステラは腹部に〝奇妙な〟感じがするという症状で、何年にもわたって複数の専門医の診察を受けたあと、かかりつけ医からの紹介で私のところに来た。それまでに総合科、胃腸科、神経科、婦人科などで診察と助言を受けていた。どの科でもステラの消化器系は、構造、働き、運動性に関して異常なしという報告だった。腫瘍、末梢神経障害、婦人科系の病気はなかった。彼女はきわめて特殊で不快な感覚を訴えた。腹部から胸部まで電気が流れるような感じがするというのだ。ステラはそれを「電気が流れてびりびりする感じ《エレクトリカル・バジング》」と言っていた。

初めて会ったとき、彼女は何年も前からびりびりする感じはあり、どんどん悪くなっていると言った。いまはそれから逃れるためなら何でもするというレベルで、精神科の診察を受けるのもその一つだった。精神科医が何の役に立つかはわからなかったが、かかりつけ医の指示に従ったのだ。びりびりする感じがあまりにも長くつづくので、誰かが異物を彼女の体内に埋め込んでいるのではないかという考えまで持つに至った。私がステラにびりびりする感覚について尋ねるたびに、彼女は夫の喫煙習慣についての話に戻った。夫が家でたばこを吸うことに我慢ならなかった。ステラは喫煙しないので、これはもっともな話に思えたが、腹部がびりびりする感じと夫の喫煙にどんな関係があるのだろうか。彼女は特に灰皿のせいで腹が立つと言った。そして夫が家中に灰皿を置きっぱなしにすることや、そこに捨てたたばこの吸い殻の並べ方について細かく話し始めた。私は何とか理解しようとし、やがて彼女の話を解釈して明らかになったのは、彼女は夫が何かメッセージを伝えようとしていて、吸い殻の並びが暗号になっていると考えていたということだった。

たばこの暗号を使うのは夫だけでない。夫の友人たちがときどき家にやってきてウィスキーを飲みながらトランプをするのだが、その中の喫煙者たちもそうするという。彼らは自分に害を加えようとしているが、その理由や方法はわからない。他にも証拠はある。家具の配置がときどき変わったり、彼女が開きっぱなしにしていた雑誌が次に見たときは閉じていたり、冷蔵庫のミルクが違う棚に入っていたりする。彼女は出来事の解釈を誤っている、あるいは深読みをしすぎているようだった。ステラの夫は、彼女が灰皿について、一五年ほど前からわけのわからないことを言っていると話してくれた。

ステラが長年、精神病をわずらっていたという診断がようやく下ったのは、腹部に感じていた電気がびりびりする症状が理由だった。これは体感幻覚と呼ばれる。体内で何かが起きているような感覚で、おそらく脳に由来する。体感幻覚は精神病の症状としては珍しいが、統合失調症の診断を下すカギとなる症状だ。外受容性の感覚、いわゆる五感と、内受容性の内臓の感覚、どちらも脳内で生まれている可能性がある。

私はステラに、びりびりする感じは、腹部で何かが起きているわけではなく、脳のニューロンの発火か接続の間違いが原因だろうと精一杯の説明をした。またその感じは抗精神病薬で抑えられる可能性があることも伝えた。ステラは完全に納得したわけではなさそうだったが、何でもやる覚悟があったので、抗精神病薬の投薬を始めた。びりびりする感じは数週間たって弱くなり、数か月後にはすっかりなくなった。彼女も少しずつ、夫が仲間と共謀して自分に害をなそうとしているとか、灰皿に暗号を仕込んでいるとか、物の位置を変えて監視していると伝えているとは考えなくなった。彼女はもう灰皿のことは気にしなくなり、私が以前のことを持ち出しても一笑に付した。前はそうだったけど、いまは違う、と。

ステラはもう、新たな出来事の意味を考えるのに、過去を再構成する必要は感じなくなった。ただ薬を飲んで、気持ち悪い腹部の感覚から解放され、自分がよく知る複雑でない世界にいつづけたいだけだった。彼女は長いこと失っていた昔の自分を取り戻し始め、家族や近所の人たちとまた話をするようになり、家事をしたり、放っておいた庭の手入れをしたりするようになった。

私はステラの奇妙な体感幻覚のような例をとりあげた精神医学の文献を見つけられなかった。しかしのちに、D・K・グウェンが率いるモントリオールのノートルダム病院とサントジュスティーヌ病院の神経外科チームが二〇〇九年に発表した論文を読んだ[21]。それは、神経外科手術前に意識のある患者の脳の島を刺激したとき、患者が経験した感覚についての報告だった。その論文の一つで彼らは、島のある部分を刺激したとき、患者が「腹部がびりびりする感じ」と説明する、奇妙な感覚に注目していた。さらにペンフィールドが一九五五年に発表した重要な論文で、手術前の患者の島を刺激したときの、同じように「びりびりする」奇妙な感覚についての説明があった。私はすぐに、数十年も時間が隔たっているペンフィールドとグウェンの説明が、ステラの内臓感覚に酷似していることに気づいた。神経外科の研究で、島を脳の内部から刺激すると、腹部がびりびりするような感覚を起こすことが実証されている。ペンフィールドとグウェンが故意に活性化させた島皮質と同じ部位が、ステラの場合は何らかの皮質の異変によって活性化された、というのが、私の当時の考えであり、それはいまでも変わらない。

つまり実際に島は、情動を経験したときに活性化する内臓感覚に関わる感覚皮質なのである。ロンドンのレイ・ドランらが二〇〇四年に発表した研究では、正常な感情状態で島が活性化するのは、人が心拍を意識して観察したときだった[22]。彼らは被験者の脳の活動を記録しながら、本人に心拍をどのくらい意識できているか尋ね、個人の内的感覚の意識は、島の大きさと活動に比例していることがわかった[23]。一九八〇年代後半、アントニオ・ダマシオが、複雑な人間の感情状態も島に〝マップ〟できると提唱した。ダマシオは、内的な体の感覚は「さまざまな情動状態」を生み出すための無数の組み合わせに構造化されるという理論を立てた。彼は著書『自己が心にやってくる[24]』で、彼が行なった神経画像検査実験について叙情的に語り、違う情動状態は島が活性化する部位と関連していることを実証している。彼はそれを「情動限定の神経パターン」と呼んでいる。左側の島は主に肯定的な情動で活性化する。たとえば母性的な愛情や恋愛、よい音楽や楽し気な声を聞くこと、自分が笑ったり他人が笑うのを見ること、買い物を楽しみにする気持ち(おそらく〝買い物セラピー〟の神経的基盤)でさえ、左側の島の活性化と関わっている[25]。情動マッピングは、人間が経験するさまざまな感情状態を説明する。

人生の記憶と島

さまざまな部位と島とをつなぐ経路がある。島の一部が、脳の他の部位からのニューロンによって発火すると、それが情動を生む。記憶からつくられるその脳の経路が、ペンフィールドとグウェンが外科の道具で島を刺激したときのように、感情を生み出す。前頭葉から島への自伝的ネットワークとは、自伝的記憶のインプットが感情状態を刺激することがあるという意味だ(図9参照)。この場合、自伝的記憶で情動が刺激されるなら、扁桃体は関わる必要はない。島は前頭前皮質からの記憶ニューロンによって、脳の内部から刺激されている[26]。

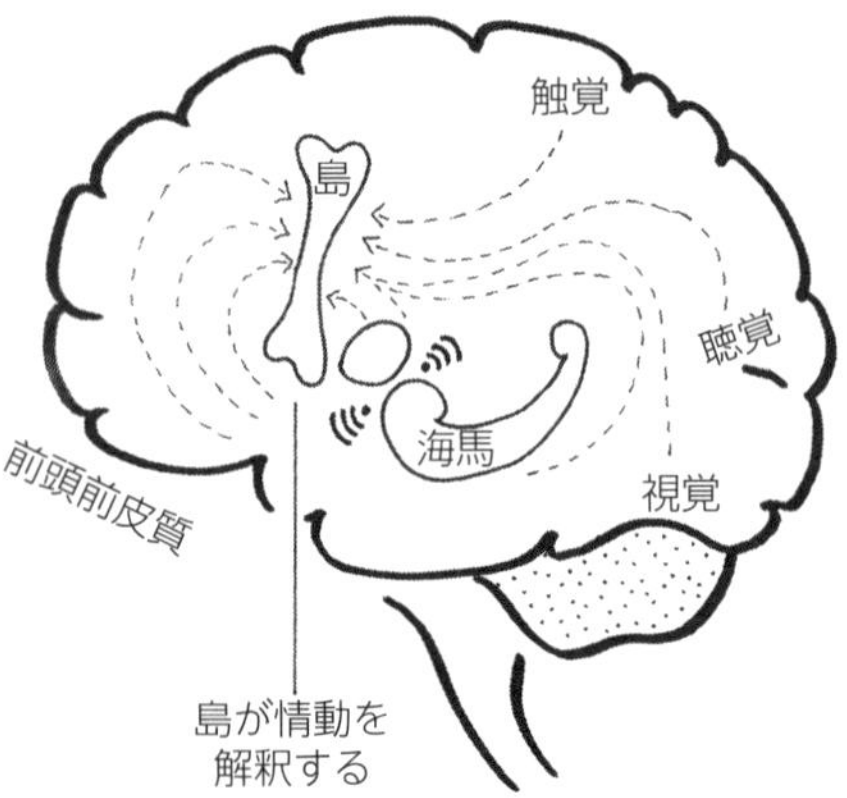

図9　情動に関わる皮質——島

脳内から島に集まる主要な経路。島は体内で生じる情動状態を記録する感覚皮質だが、脳内から刺激することもでき、そのため記憶経路が情動状態を引き起こすこともある。

島について知れば知るほど、情動や過去の自伝的記憶が神経に織り込まれるだけでなく、いかに社会が情動の安定に影響を与えているかに対する理解が進む。私は特に、社会的に排除されたと感じている人々（精神病に苦しんでいる多くの患者のように）の脳の活動の記録に注目したある研究に興味を持った。その論文の著者によると、社会的に排除された苦痛は、身体的苦痛の隣にマッピングされている。社会的排除は「痛む」のだ……社会なんてものはない、政治は個人のものではない、などと言ったのは誰だったか。[27]

人生には喪失と困難がつきもので、危機に瀕したときの情動はすべて扁桃体に関わるようだ——強烈で、圧倒的で、気づかないうちに起こり、おそらく制御できない。精神病の発作やドン・アルフォンソのひと目ぼれのように。自伝的記憶が時間をかけて皮質に移動するうちに、情動もその原動力が興奮しやすい扁桃体駆動型から、もっと落ち着いた前頭葉の島駆動型に変容するようだ。これは私の推測だが、直接的で冷静な感情を説明できると思う。扁桃体が支配するむき出しの感情の経験から、前頭葉の島回路が支配する冷静さへの移行は、愛する人の死に際しての、普遍的な経験に反映されている。死の直後の情動は強烈で、ときに抑えがきかず、悲嘆と苦痛に満ちている。悲しみが入り込み支配する——扁桃体が発火し、すべての感覚からの情報に喪失を刻み込む。遺された人は誰を見ても何を見ても失った人を思い出す。時間がたつと記憶は皮質に行き、扁桃体の悲しみの打撃から離れて、前頭前野の自伝的ネットワークと、もっと穏やかな島由来の情動へとゆっくり変わっていく。そして遺された人は、いまは亡き愛する人へのあわれみを経験するようになる。

生きることと学ぶことは、感覚、記憶、情動の果てのないダンスである。外界からの感覚は、皮質の感覚体験のマップに織り込まれ、出来事はあとから扁桃体－島の情動回路へと織り込まれる。結局、情動のない記憶とは？　人間的な意味を何も持たない体験の羅列だ。そして記憶のない情動とは？　欲望の対象に深くかかわらず次から次へと飛び移ることだ。情動がなければ胸がつぶれる思いをすることもなく、悲嘆にくれることもないが、たとえ一時的でも、大好きだった人たちや、ともに生きた人たちとの記憶もない。何年も会っていなかったいとこに会ったときによみがえるような記憶だとしても。

ラベージの話をいま思い出すと、以前に経験した扁桃体由来の嫌悪とはかなり違うものを感じる。この記憶についてくる情動は薄い、島由来のものだ。それは積み重なる記憶のぼんやりしたまとまりである。私は穏やかな暑さ、物憂い予感、これから起こることを知らない無邪気さを思い出す。そのすべてを、記憶にある懐かしい瞬間のほの暗いノスタルジーがおおいつくしている。

第6章　場所の感覚

第4章では、海馬では可塑性に富む樹状突起が延々と再形成され、細胞集成体がつくられ、夜間にそれがもっと安定した皮質ネットワークに織り込まれることを説明した。第5章では、扁桃体がどのように海馬の樹状突起のダンスと絡んで感情を海馬の記憶へと伝え、それがもっと平穏な前頭前野の島の回路の保管庫へと送られているかを見てきた。感情と記憶の神経系の関わりがわかったので、それを念頭に、ここで記憶構築の三大要素、すなわち「時間・場所・人」に話を戻したい。この三つの中では、昔から場所が優位な位置を占めていた。この〝位置（position）〟という語をはじめ、〝話題（topic）〟〝ありふれた（commonplace）〟〝状況（situation）〟などの言葉は場所に関連するラテン語を語源に持ち、過去の記憶や作業記憶《ワーキングメモリ》において、言語がいかに場所の重要性を反映して進化してきたかを示している。〝ワーキング〟メモリとは、何かを行なったり考えたりするのに必要な情報を、保持・処理する能力である。記憶における場所の重要性を示すわかりやすい例は、歴史的事件が起きたとき、自分がどこにいたかを自然に考えている現象だ。何かが起きたとき、私たちはなぜどこにいた？　と聞くのだろうか。

「九・一一の同時多発テロのニュースを聞いたとき、あなたはどこにいましたか？」本書執筆の時点で、この質問をネット検索したところ五億件以上ヒットした。大事件が起きたときにいた場所についての、私の最初の記憶はたぶん、一九六三年にジョン・Ｆ・ケネディが暗殺されたときのことだ。そのときのものと思われる記憶の断片がある。幸運にも、私はそれについて誰にも話したことがないので、自分自身が被験者となり、記憶を書き出して、母親にそのときの状況について尋ねてみることにした。自分の記憶では、私はまだ学校に行っておらず、一人で裏庭の隣家との境界になっているエスカロニアの垣根の前にいた。垣根の奥の茂みは薄くなっていて、針金が少し見えていた。母が家からこちらに向かってきた。隣人のベグリー夫人もあわてた様子で、母のほうへ向かって庭の小道を歩いてきた。どうしていいかわからないように、両手で頭を抱えていた。次の場面では、二人の女性が興奮して話し、互いに抱き合ったり慰め合ったりしていた。

　私は母に、ＪＦＫの死について聞いたとき、どこにいたか覚えているか尋ねた。母が覚えていたのは、私たちが当時ダブリンのオーチャーズタウン通りに住んでいて、キッチンの〝無線電話〟でそれを聞き、裏庭に出たところ近所の母親たちが自然に集まっていて、みんな驚きを口にしていたということだ。私がそこにいたかどうかは覚えていなかったが、私が学校に行き始めたのは一九六四年なので、そのときは家にいたはずだと言った。私の記憶は、ふだんとは違う気持ちで見ていた一瞬のもので、そこには何の出来事も結びついていない。いまなら私があのとき感じた情動は、自分には理解できず中に入れない大人の世界の何かを目撃したという気持ちだったとわかる。

私たちがオーチャーズタウン通りの家から引っ越したのは五五年前で、私は六歳だったが、いまでもあの家の中の様子を思い出すことができる。たいていの人が子どものころ住んでいた家を思い出せるのは、遠い記憶のほとんどがそこにしまわれているからだろう。子どものころ住んでいた家に戻るのは、当時の記憶を探るようなものだ。これをガストン・バシュラールは〝心理地理学〟と呼んだ。バシュラール（一八八四～一九六二）はフランスの哲学者で、その著作は家庭の〝親密空間〟と名づけたものを掘り下げている。最もよく知られた著書『空間の詩学』で、人間は記憶を通して親密空間を生み、その多くは自分が生まれた家で、そこでは安心して創造や想像にふけることができるという、彼の中心思想を紹介している。彼の著作は記憶、ひいては想像における場所の重要性を指摘している。彼はそれを〝詩的なもの〟と呼んだ。本書の第Ⅱ部で検討していくが、記憶は想像力の基盤なのである。

生家の記憶が常に安全というわけではなく、混乱気味の記憶の暗喩になることもある。夢や文学作品でそれが見られる。「ゆうべ私はまたマンダレイに行く夢を見た」は、ダフネ・デュ・モーリアの『レベッカ』の有名な書き出しのセリフだ。レベッカの記憶は、まさにマンダレイに〝しまわれていた〟。だからこそ壊してしまわないと、新しいド・ウィンター夫人がその地位につくことができなかった。屋敷が焼け落ちるメタファーは、一世紀前にシャーロット・ブロンテが書いた『ジェーン・エア』から借りたものだろう。『ジェーン・エア』の中心的なメタファーはソーンフィールド・ホールで、そこでは屋根裏部屋に閉じ込められた〝悪い狂女〟の幽霊が現れて、ロチェスターの最初の結婚の記憶が展開していく。ソーンフィールド・ホールは焼け落ちて、ジェーンとロチェスターを記憶から解放し、彼らは自分たちの夢を追えるようになった。

幽霊の出る家のモチーフは時代も文化も超え、すべての神話と同じく、精神病を生む基盤となる。次に紹介するアニタの「幽霊が出る家」の話を聞いたとき、私自身の記憶との共通点を多く見出し、フェミニズム以前の時代の働く女性をとりまく神話と厳しい現実に共感をおぼえた。

アニタ

アニタは七〇代の女性で、何年も週に五日ベスレム病院のデイ・ホスピタルに通っていた。子どもの一人を生んだあとに始まったと思われる精神疾患を、ずいぶん前から抱えていた。発症したときには入院し、その後二〇年から三〇年、病気は一進一退を繰り返していた。しかし一九五〇年代にはほとんどの妻がそうだったように、シングルマザー同然で子育てには苦労していた。夫は堅い仕事に就いていて「じゅうぶんな給料を家に持ち帰っていた」。夫に期待されていたのはそれだけで、彼は週に二、三回は仕事の帰りに仲間たちと酒を飲み、日曜は家族と一緒に過ごして、バーベキューランチをしたり、ゲーリック体育協会（GAA）の試合に出たりすることもあった。GAAはとても影響力を持つ全国的な協会で、ゲーリック・フットボールやハーリングなどのアイルランド生まれのスポーツを中心に組織され、地元のクラブへの愛着心を育む役割を果たしていた。

アニタの個人史はアイルランドの社会史のようなもので、妻や母は家事ができなくなって初めて気づかれる存在だった。私は彼女が日曜の昼食のあと壁に向かって黙って皿を洗っている姿を想像した。静かで家族の世話をすることに満足しているように見えるが、黙っていても本当は終わりのない精神的な重荷に苦しめられていた。彼女は当時の女性軽視と精神病の被害者というだけでなく、のちに私たちが治療をしたとき、子どものころ性的虐待を受けていたことも明らかになった。

アニタは自分の家に幽霊が出るという妄想を持ち続けていた。夜にささやき声が聞こえ、朝になると幽霊が何かを少し動かしていたり、寝る前に消したはずの明かりがついていたりするのに気づく。ベッドで寝ているとき、一度か二度、何かが触れるのを感じた。家の中では監視され、常に見られ、聞かれているので、自分の行動には気をつけなければならないと知っていた。家にいないときに、こういう経験はしていない。デイ・ホスピタルでの彼女は、とても控えめではあるが苦悩はないように見えた。物腰が柔らかい女性で、軽い脳障害の症状がときどき現れるという印象だった。しかし彼女と話をして、幽霊の妄想につきまとわれているのがわかった。実家でのトラウマをいやすために、娘が自分の家に連れて行って一緒に住むことにした。しばらくするとアニタは娘の家でも何かがおかしいと思い込むようになり、奇妙なことが起こる妄想にとりつかれるようになった。アニタは自分の家に戻り、もうどこにも行こうとせず、やがて脳卒中で突然の死を迎えた。デイ・ホスピタルは一日休みとなり、職員は彼女の葬儀に参加した。

なぜ場所は記憶の中でそれほど重要なのだろうか。おそらく、位置を思い出す（たとえば食物があるところや危険が潜んでいるところを知っている）ことが生存にとって重要だった時代からの、進化上の遺物と考えられる。偉大なるフランスの社会学者モーリス・アルヴァックスは、一九五〇年に代表作である『集合的記憶』で、記憶における場所の重要性について自説を展開している。[1]

させてここでわれわれは、思念を凝らし、眼を閉じて、時の流れを、できる限り遠くまで、そして、われわれがその想い出を保持している場面や人物にわれわれの思念をできる限り集中させて、遡って見よう。われわれは決して空間から外に出ることはない。それに、われわれは無限定の空間の中にわれわれ自身を発見するのではなく、われわれが見知っているか、はっきり位置づけることのできる領域内に発見するのである。というのは、その領域は常にわれわれが今日そこに居住する物的環境の一部だからである。私がかつて抱いた感情とか行なった熟考だけにしがみついて、この地域的な囲いを抹消しようと努力しても無駄である。感情も熟考も何らかのすべての出来事と同じく、必ず私が居住してきた場所で、あるいは私が通り過ぎた場所で、生じるに違いないのであり、しかもその場所は常に存在しているのである。もっと昔に遡って見よう。われわれがもはや場所を、漠然とでも表象できない時代に接する時、われわれは、われわれの記憶がもはや及ばない過去の領域に到達する。（引用は小関藤一郎訳による）

記憶における場所の重要性を考えれば、海馬で最も重要な細胞は場所を認識する細胞で、それが〝場所細胞〟と呼ばれるのも驚くことではない[2]。

場所細胞

二〇一五年八月、私は神経科学者ジョン・オキーフが海馬で場所細胞を発見したことについて行なう講義を聴くため、列車でコーク県へ向かった。オキーフは場所細胞の発見に対して二〇一四年のノーベル生理学・医学賞を、マイブリット・モーセルとエドバルド・モーセルと共に受賞していた[3]。ジョン・オキーフはアクセントはアメリカ風だが、居住地と職場はイギリスで、年齢より若く見え、やせて引き締まった体つきで、アイルランド人特有の水色の目でまわりを見回しながら、生き生きと講義をしていた。彼の話もまた、私にとって新たな始まりとなった。

オキーフの話は、ラットを実験用迷路の閉じた空間で動き回らせる実験から始まった。ラットは生きて自由に動いていたが、微小なワイヤを海馬のニューロンの一つに挿入されていた——ラットの海馬には一八万個のニューロンがあることを思えば、これ自体、驚くべき技である。そのワイヤはニューロンの電気活動を記録する装置に接続されていた。これでオキーフと彼のチームは、ラットの脳の奥深くに埋まっている海馬の一個の記憶細胞で何が起きているのかを見ることができた。

ラットが迷路を動き回っているとき、このただ一つのニューロンに何が起こっていたのだろうか。迷路は地図格子のように小さな四角に分割されていた。ラットが特定の四角へ入ると、記録装置に信号が現れた。次に同じ四角に入ったときも同じことが起こったが、他の四角では起こらなかった。ニューロンは特定の四角だけを〝認識した〟のだ。オキーフはこのニューロンを〝場所細胞〟と呼んだ。場所細胞は外界の特定の場所を識別できる、他に類を見ない組織だ。海馬のニューロンの一つが、一つの四角に対応している。これは皮質ではなく（視覚野でも他の皮質でもない）海馬という記憶装置で起きていることを覚えておいてほしい。

海馬の一個の記憶細胞と、ごく狭い特定の場所の結びつきを示した、一九七一年のこの発見はきわめて大きな意味があった。(4) 感覚機能とは違う、特殊化された記憶センターとしての海馬の機能がここで確認されたのだ。ラットは、見る、聞く、触れる、においをかぐという、全身の身体感覚を外皮質を通して働かせていた。ラットが迷路の中を動き回っているとき、これらすべての感覚が皮質で働き――迷路を見て、そのにおいをかぎ、床に触れる――同時に海馬のニューロンが、外界の場所から場所細胞まで綿密なプロセスを経て場所の記憶を生み出している。

その後、同様の実験で、外界である場所の隣の場所を認識しても、海馬の隣の場所が発火するわけではないことがわかった。場所が違えば、発火する場所細胞が違うのは明らかになったが、ニューロンの発火パターンは、地理的な位置ではなく、外界の空間構造が抽象的に表現されたものだった。場所は細胞集成体の暗号で表現されているようだった。

ジョン・オキーフの実験のように、海馬細胞の細胞間の働きを記録するという実験は、人間で行なうことはできないと思われるかもしれないが、実はてんかんの手術前に意識のある患者に対して行なわれている。二〇〇三年の『ネイチャー』には、七人の患者の個別細胞の電気的反応を調べた臨床研究が掲載されている。[5] 患者はまずコンピュータゲームで、架空の町の地理を頭に入れる。次に、おぼえた町をタクシーで走って、指定の場所まで行かなければならない。すると海馬の特定の細胞が特定の位置に繰り返し反応し、場所を区別していることが実証された。私たちの脳には場所に根付いた細胞が埋め込まれ、動き回る世界の中で、しっかり支えられていることに安心する。

海馬の研究によると、場所の記憶は右側の海馬にある。ロンドンのタクシードライバーは、専門の免許を取るため大都市の広範囲な地図を記憶しなければならない。その神経画像を見ると、地理の知識が増えると主に右の海馬が大きくなっていることがわかる。[6] さらに興味深いのは、ロンドンのタクシードライバーが町の込み入ったルートを想像すると、右の海馬だけが発火することだった。[7] これで、思い出すことと想像することは、脳の同じ回路に関わっていることがわかった。それについてはあとの章で、さらに詳しく述べる。

ここで少し、私の患者だったMMの話に戻ろう。彼女は海馬の障害が原因で記憶を失い、部屋の中にいるときは動けるが、いったん部屋の外に出ると戻れなくなってしまっていた。彼女の場所についての海馬記憶は失われたが、部屋を見るといった感覚能力に異常はなかった。皮質と場所記憶システムがともに機能しないと、人は迷ってしまう。まわりを完全に知覚するためには、感覚情報を海馬記憶へ送りこむシステムがあるはずだ。

感覚情報がどのようにして海馬に送られ場所細胞記憶をつくるのかを調べる重要な実験を行なったのは、神経科学者としてチームを組むエドバルドとマイブリットのモーセル夫妻で、二人はオキーフとともにノーベル賞を受賞した。二〇〇五年、彼らは皮質の違う部位から感覚情報が集まる嗅内皮質の細胞についての発見を発表した。嗅内皮質のニューロンが海馬細胞の発火を促し、樹状突起のたんぱく質をつくらせ、細胞を結合させて細胞集成体を形成し、それが場所のコードとなる。[8] 嗅内細胞は皮質の感覚情報の糸を海馬の機織《はた》り機へと送るのだ。[9] そして夜の間に海馬の細胞集成体は皮質記憶の生地にその魔法を織り込む。場所細胞の発見から時間がたち、いまは〝空間〟細胞へと進化している。これは私たちが空間にある物体を、平面的な二次元ではなく、空間的な三次元で見るからだ。[10]

皮質の感覚ダンスから海馬へと何を伝え、感覚皮質へ何を戻して長期保存するか、あるいは生きている限り増え続ける前頭前皮質の保管庫へと送るか、可能性は無限大だ。生活上の経験と同じように、それは感覚皮質の反応と、扁桃体の網に巻き込まれた海馬の記憶コードが乱雑に絡み合ったものだ。経験と記憶をつくるのは、すべてが同時に働いているときの相互接続である。

扁桃体との関わり

記憶を通して自分の生家の心の地図をたどる、あるいは思い出の詰まった現在の家を出たくないと思う、どちらにしても私たちは映像と視覚でその場所に導かれる。前に見た通り、視覚野は他の脳の部位よりも扁桃体とのつながりが深く、自伝的記憶の中で空間を移動しているとき、同時に情動記憶を刺激している。二〇一四年にノーベル文学賞を受賞したパトリック・モディアノの作品には、情動記憶と場所とのつながりが美しく描かれている。

ときどき記憶がポラロイド写真のように思える。三〇年近く、ぼくはジャンセンのことをほとんど考えなかった。知り合いだったのはほんの短い間だ。彼は一九六四年六月にフランスを去り、ぼくがいまこれを書いているのは一九九二年四月である。彼から手紙は来なかったし、彼が生きているのか死んでいるのかもわからない。彼についての記憶はずっと影をひそめていたが、一九九二年の早春、一気によみがえってきた。それはたまたま見つけたぼくと恋人の写真と、その裏の〝撮影ジャンセン　不許複製〟の青いスタンプの文字のせいだったろうか？

ここに一部を引用した美しい短編小説は昔の写真で呼び起こされた記憶をたどる旅である。誰もがとらえどころがなく、人間関係は不安定だが、一九六四年の夏の経験の舞台となったパリの通りやカフェに導かれ、読者は若いジャンセンの情緒的な〝記憶の小道〟へと誘われる。それは語り手が初めての恋をした夏のことで、そこには一人の女性と写真家がいた。著者はフィルターのかかった記憶の世界で、場所を頼りにその夏を旅しているようだ。この小説（フランス語の原題は『最悪の春』）の英訳には『残像』というぴったりのタイトルがつけられている。私がこの小説を好きなのは、その時代の輝かしくもあり不名誉でもある状況に囚われた人間が生きた、場所の永続性をとらえているからだ。人間は来ては去り、そこには形見が残される。

映画は場所と情動記憶をまとめるのにうってつけの視覚メディアだ。一九四九年の映画『第三の男』（キャロル・リード監督）は、その好例である。主人公のホリー・マーティンスはごくふつうの、戦争にはあまり興味のないアメリカ人の男で「カウボーイやインディアン」の小説を書き散らして生計を立てている。彼の目を通して、死んだとされる友人がウィーンの街並みに残した記憶をカメラでたどり、彼は過去の出来事の断片をつなぎ合わせようとする。私たちは街の通りに導かれて、取り返しのつかない暗い過去へと迷い込む。その通りは第二次世界大戦中の、極限における人間の行動を見守っていた――自分を顧みずひたすら耐えることも、他人を食い物にすることも。一瞬だけ登場するオーソン・ウェルズは、疑い深い目で通りを見て、戸口から消えていく。過去の亡霊がさまようわびしい通りの建物や扉を斜めに映す技術によって、情動記憶が呼び起こされる。大詰めは通りで再生される記憶で、話は容赦のない結末へと突き進む。

では『残像』のパリ、あるいは『第三の男』のウィーンが呼び覚ました、不思議な共鳴とは何だろう。パトリック・モディアノとキャロル・リードは、読者／観客の直感的な情動記憶システムに入り込み、自伝的記憶を思い出すときと同じ経路を使っている。情動は扁桃体と海馬の接続を通じて場所記憶と深く関わり合う。情動記憶は海馬と扁桃体の神経接続に編み込まれるため、その場所を見るとすぐに情動が湧きあがるのだ。神経科学の進歩はいまや、ラットの扁桃体が恐怖に反応したあとに海馬細胞でつくられるたんぱく質を特定できるところまで来ている。[11] 都市を舞台にしたそれらの作品のすばらしいところは、個人の脳の感じやすい場所を直感的に見つけ、そこを刺激していることだ。

最後に、この章の第一稿を書いているとき頭にずっと引っかかっていた、埋もれていた場所に関する記憶について書こうと思う。それは三分から五分のショートフィルムについての記憶の断片である。私が若いころ、ショートフィルムはだいたいアートシアターで、メインタイトルが始まる前に上映されていた。私の記憶にあるのは、ダブリンのアビー通りにあったライトハウスシネマでのことだ。

それはぼんやりとした映画の場面で、男が車庫でラジオを聴きながら、車のボンネットを開けてエンジンをいじっている。エルヴィスが死んだというニュースがラジオから聞こえてくる。車庫にはランタンの明かりしかなかったので、男と恋人が暗い車庫の中で踊り始めると、彼らの周囲の暖かい光はレンブラントの絵の人物にあたる光のように見えた。私はそのショートフィルムの題名も、そのあとのメインの映画も、誰と一緒だったかも思い出せず、検索して、ようやく見つけ出した。それは登場人物たちが踊っていたエルヴィスの曲にちなんで『ザッツ・オール・ライト』というタイトルで、一九八九年の作品だった。私はその主役が、敬愛されていたアイルランド人俳優のミック・ラリーであることも覚えていなかった。覚えていたのは場所だけだった。アビー通り、いまはなくなっているライトハウスシネマの内装。ランタンで照らされた車庫……場所の中の場所の中の場所……このときは二人の人物が、世界中が記憶する一瞬――「エルヴィスが死んだときどこにいた？」――を分かちあう場所。

場所に呼び覚まされた情動記憶の共鳴は続き、時間をさかのぼり、やがて子どものころの家へと達する……埋もれた海馬の場所細胞と、扁桃体／島のニューロンとの独特の関わり……まさにあなた自身の心の地理である。私たちは街を歩いて昔の楽しさを思い出すこともあれば、小さい墓を見て恐ろしさを感じることもある。場所――ダブリンの通り、パリの大通り、ウィーンの戸口、エディスが見た墓、ケンブリッジのハーブ園、子どものころ住んでいた家、幽霊屋敷、記憶の中の車庫でのダンス――は、経験に基づいて、記憶と感情を固定する重りである。

第7章　時間と継続性の経験

「きのう！　どういう意味だ？　きのうって！」と、サミュエル・ベケットの『エンドゲーム』で、ハムがクロヴに尋ねる。ハムは人間の記憶について、重要な疑問の一つを尋ねているのだ――時間とは何か、そして何を意味するのか。物理学者は数百年にわたって場所、空間、運動量を測ることに専念していたが、最近になって時間に目を向け始めた。それは彼らにとって大問題である。物理学者は昔から、場所と空間は実体として測定できるが、時間は場所との関わりでしか測れないことを知っていた。たとえば〝光年〟は時間ではなく、光が一年で進む距離を表す単位だ。時間の単位は、より大きな宇宙の中での地球の運動、特に地球と星の動きを中心につくられている。一日は地球が一回自転するのにかかる時間、一年は地球が太陽のまわりを一周する時間、など。

時間は運動量や出来事――たとえば星から発せられる光波や、太陽という電磁石のまわりをぐるぐる回る地球――に近い。事象の物理学は、時間は本質的に場所と運動の一部であるという新たな認識を反映している。経験の記憶の基盤としての事象という考えは、一九五〇年代にブレンダ・ミルナーがヘンリー・モレゾンの記憶喪失に取り組んだころから存在していた。両側の海馬を切除したHMは、場所の記憶も時間の記憶もなかった。それ以降、場所と時間は事象としてまとめて記憶されるものだと理解された。出来事記憶と事象の物理学があり、時間、場所、運動量の概念は、その両方を理解するための基本である。この章では、物理的な世界と同様に位置と事象の変化のパターンの中で、脳の中で時間がどのように測定されるかを見ていく。前章では、情動記憶の心理的地理を調べるのに場所細胞を追ったが、今度は時間が海馬の中の場所のコンパスとどうつながっているのかを調べる。

時間を測る

私たちはよく「時間はどこへ行ってしまった?」と問う。私の患者で双極性障害を患っていたノラは、数年前に入院してきたとき、この質問をするもっともな理由があった。双極性障害はうつ状態と躁状態を経験する病気である。うつ状態では底知れぬ悲しみと倦怠感や認知の遅れが見られ、記憶力が低下し思考が混乱する。躁状態はその対極で、気持ちが高揚し、興奮が抑えられなくなる。ノラの時間にまつわる経験は、気分障害が患者の時間感覚に対して、ときに極端な影響をおよぼしうることを実証すると同時に、私たちには時間を測る脳の基本的な機能がいかに必要であるかも示している。

ノラは成人したばかりのころから調子がよくなかった。入院してきたのは躁状態のときだった。異常に活動的で、国じゅうを旅して、以前の知り合いや長らく音信不通だった人々に会いにいっていた。大げさでこだわりの強い考えを途切れることなく大声で話し、一見、筋が通っているが矛盾点も多い思い込みをいくつか持っていた。ノラは自分について、年代はばらばらに話し始め、聞き手が反応したり、ずっと話を聞いていたりすると、彼女を陥れる何かの陰謀に加担していると相手を非難するようになった。数週間で症状はどんどん悪化して、ノラは精神科に連れてこられ、いやいやながら治療を受けた。以前からいる看護師は彼女のことを知っていた。以前は入退院を繰り返していたのだが、ここ何年かは寛解していると思われていた。

ノラは寛解しておらず、何年もの間〝停止状態《シャットダウン》〟だったと認識されてから、もろもろのことが明らかになった。彼女は家から出ず、新聞も読まずテレビも見ず、起きてはいるが無反応の状態で過ごしていた。そして、何の前触れもなしに、入院する数週間前に〝目を覚まして〟躁状態になった。彼女の症状で何より注目すべきは、外の世界について話す内容が、彼女が精神的冬眠状態に入った数年前にさかのぼることだった。彼女が引きこもっている間に、アイルランドは好景気にわき、経済的繁栄が加速していたことは、新たな建物や公共交通機関の進歩を見れば明らかだった。大都市の中央通りは歩行者専用になり、車の流れは変わり、服や髪形の流行も変わった。ノラはうつ状態のときの記憶を蓄積していないようだった。新しい記憶をつくる能力は脳の冬眠の影響を受けてはおらず、タイムワープによる見当識の喪失という受難を乗り越えると、しだいに新しい世界で落ち着いて過ごせるようになった。

引きこもっている間のノラは、覚醒しているとは言い難い状態だった。神経学者はこれを昏迷状態と言う。意識レベルが低下しているという意味だ。この症状は双極性障害で経験するうつ状態のときなどに起こるが、何年にもわたって続くことは少ない。ノラはうつで意識が鈍化した状態から、気分が異常に高揚した躁状態へと移行した。ノラの話がとても役に立つ理由の一つは、彼女の意識レベルが低下していた数年間も、記憶をすべて失ってはいないらしいということだ。あとで昏迷していたときの世界のニュースを振り返ることができたが、個人的なナラティブの記憶には、その間の実体験が含まれない。ノラにとって時間は存在しなかった。それは記録されていなかったからだ。

ノラとは対照的な経験をしたのが、チャールズ・ディケンズの小説『大いなる遺産』の登場人物、結婚式の朝、婚約者に捨てられたミス・ハヴィシャムだ。彼女は大きな屋敷の扉を閉め、ウエディングドレスとヴェールをつけたまま、もと婚約者が去った時間で時計を止めていた。だが時計は止められても時間は止められない。クモの巣が張り、ドレスはぼろぼろになり、彼女の顔と体は老化し、彼女がしがみついた時間は進んでいく。彼女の記憶はつくられ続け、彼女はいつまでも空想にふけったり嘆いたり健忘状態のままではいなかった。しかし海馬が年月を数えるうちに、彼女の個人的なナラティブは硬化し、心はひねくれ、救いとなったかもしれない将来の可能性はなくなってしまった。私たちはときどき時計を止め、ある一瞬を時間の中に凍結させ、「そんなことは起こらなかった」ふりをしたくなるときがあるかもしれない。すべてが変わってしまったとき、それを死ぬまで忘れていたいと思うかもしれない。しかし時間を戻すことはできず、現在が現在であり続けることはない。私たちが望もうと望むまいと、ものごとは起こるが、その記憶が残るのは、目が覚めて意識のあるときだけだ。記憶するかどうか、どのように記憶するかを考えるとき重要なコンセプトは、覚醒、認知、意識である。

ノラの経験は常軌を逸しているように思えるかもしれないが、本当にそうだろうか。何年か前、私は外国で食中毒を起こした。何かの甲殻類を食べたあと数時間とても気分が悪かったのを覚えているが、次に思い出せるのは、驚いたことに、丸一日たって意識が戻ったことだった。目を覚まして意識があることは、時間を経験するための第一条件なのだ。ノラは意識のレベルが低下していて、世界を通常の目覚めた知覚のある人間として経験していなかった。現在という認識、あるいは意識がなければ、出来事は記録されない。ミス・ハヴィシャムは、知覚も意識もあり、時間が止まっていると思い込むしかなかったが、まわりで起きていることはわかっていて、記憶がつくられていた。

基本的に時間は出来事を記録することで計測される。物理学者のジェームズ・クラーク・マクスウェルが一八七六年にこの直感を説明した、知性がきらめくこの言葉について考えてみよう。「最も原初的な時間の考え方は、おそらく私たちの意識の中で、出来事の順序を知ることだ」。時間は人が一定の意識レベルにあるときにしか経験できないので、ここで意識について考えてみよう。それでノラの失われた時間に関する答えが見つかるかもしれない。

意識とは何か

意識についての研究はやや用心が必要で、スピリチュアルな世界に迷い込む傾向がある人にとっては、意識こそ、その楽園に入るのに納得のいく道筋だ——脳の中にある何かについて理解できないとき、私たちはなぜ〝魂〟という言葉を使い続けるのだろう。〝意識〟という言葉が問題なのは、それが単に目が覚めている状態から、高揚している状態、他人のような目で自分を見る超越した状態、自分を別人であるかのように想像する状態まで、どんな意味にもとれる包括的な言葉だからだ。そればかりでなく、人は自分の意識を意識するだけでなく、他人の意識も意識できる。では私たちは意識について話しているとき、いったい何について話しているのだろうか。

フロイトは文化の中で意識／無意識の概念と結びつけられている。フロイト的な意味では、無意識には自覚や回想の及ばない空想と記憶が含まれる。フロイトの原則によると、無意識の記憶や空想が世界への反応に影響し、その影響は直接的な意識の境界の外にある。抑圧された記憶を持つ人は、自分では気づかない記憶によって感情を刺激されたり、行動に駆り立てられたりする。それは意識しない記憶が、意識している記憶と同じように情動を引き出し、その情動がときとして予想できなかった行動につながるからだ。そのような感情や行為は、自分が思い描く自分と一致しないこともあるので、自分自身や世界と対立していると感じる。一つの例が、幼児期の性的虐待の記憶を抑圧したことで生じる性的な親密さへの恐怖だ。これがあると、虐待を乗り越えた人は、すべての人と同じように、愛されたいと願っているにもかかわらず、あらゆる形の親密さを拒否しかねない。前の章で少し触れたが、フロイトは一九世紀後半から二〇世紀初頭の小児性愛を許容する風潮と同調し、子どもは異性の親に惹かれるという説を唱えた。女の子は父親に惹かれるだけでなく、ペニスがあることに嫉妬するのだと！ 私はフロイト特有のミソジニーに対して、古い扁桃体由来の原初的な反応をしてしまうのだが、彼が遺したもっと重要でしぶとく生き残っている考え方の一つは、感情状態を引き起こす記憶は、自覚できるレベルに常に存在しているわけではない、というものだ。

実用主義の専門家である医者は意識についてまったく違う見解を持っていて、かなり難解とはいえ、それが現在、意識の基準として定着している。医学において意識とは覚醒のレベルで決まり、目覚めの生理学的基質とその意味については、いくらかはっきりしていることがあるので、そこから始めよう。目が覚めていても覚醒していなければ、出来事が記憶として残ることはないのは明らかだ。人はふだん目を覚まして覚醒していることもあれば、覚醒のレベルが下がっているときもある。それはたとえば薬の影響下にあったり、うとうとしている状態などが考えられる。覚醒が正常な範囲にあるとき、適度な覚醒状態のときによく記憶できる。この正常な範囲を超えると、病的な覚醒状態になる。頭を打ったりひどく失血したりすると、覚醒できず意識を失った状態になる場合がある。意識のない状態が長く続くことを昏睡といい、そのレベルはシンプルなテストで測ることができる。最も広く用いられているのがグラスゴー・コーマ・スケールである。得点が一五点満点なら正常で、三点から八点の間だと昏睡状態とされる。一般的には、患者が三つの領域で見当識が保たれているかどうかを調べる。言語的に反応し、時間、場所、人を特定できるかどうか、である。その対極には、覚醒レベルが高すぎる状態——強烈な情動やトラウマ、重度の精神病、コカインなどの刺激による酩酊状態——がある。度が過ぎれば、出来事を記憶することはできなくなる。

目覚めの状態を調整する脳の構造は脳幹にある。これは脊髄と皮質の間にあり、そこから個々の回路が脳のさまざまな領域、特に感覚皮質とつながる。体から皮質への感覚情報のアクセスを制御する門扉《ゲートウェイ》のメカニズムがあるらしく、それが閉じていたら——昏睡など意識障害の状態——皮質は睡眠時のボルテージが低い状態になる。細胞が発火して感覚と記憶プロセスを起こすには、その前に充電する必要がある。脳幹の〝目覚め〟スイッチの機能が不全だと、皮質ニューロンは目覚めず、発火して燃え上がって感覚を生み出すことも、知覚する世界の記憶をつくることもない。脳幹が破壊されると、その人は脳死とみなされる。意識があるかどうかも、脳幹のスイッチからさまざまな皮質の領域に至る複数の接続する神経路の統合性によって決まる。

精神科では、覚醒レベルが最低限——引きこもっていたときのノラのように——の患者がいて、その人たちは意識レベルが低下している間、同程度の記憶障害を起こす。人はまず目を覚ましていなければならず、次にある程度の覚醒レベルを維持していないと、記憶がつくれない。意識喪失をともなう覚醒状態のよくある例は、アルコールによる酩酊で、騒々しくなることさえあり、表面的には話の辻褄が合っていても、そのときあったことを覚えていないことが多い——アルコールによる〝ブラックアウト〟だ。重い精神病の患者が、病的に高揚する状態になることは多い——半ば無感情だった数年間ののち躁状態となったノラもその例である——が、そのような高揚状態を評価するのに使われる尺度はない。躁状態のとき、人は睡眠をあまり必要とせず、何週間も――重症なら何か月も――断続的に眠るだけで、興奮状態が維持される。躁状態に対して、私たちは患者が正常な状態、つまり脳を落ち着かせるのにどうしても必要な睡眠ができる状態になるまで、薬――抗精神病薬、鎮静剤、リチウム――を少しずつ増やして病気をコントロールする。

冬眠は睡眠と覚醒の自然のサイクルの一つである。子どものころ私は、長い冬にそなえて秋に走り回ってどんぐりを集めて隠すリスの話が大好きだった。最近、冬眠するリスについてのある論文を読んだとき、あのころの楽しい気持ちがよみがえってきた。[1] その論文を書いた研究者たちは、リスの年間サイクルの二つの状態における海馬の機能に注目し、冬眠の間、海馬の活動に変化があることを発見した。接続が減り、樹状突起も少なくなるのだ。永い眠りの冬から春に向かい始めると、逆のことが起こり、海馬の樹状突起が爆発的に増えた。私は冬眠前から冬眠後の、リスの海馬の活動の変化は、双極性障害のうつ状態から躁状態への転換に似ていると思う。意識の次のレベルの複雑さ、意識の表現形態については、次の章で掘り下げていく。

時間細胞

ここでは時間が、正常な覚醒した意識状態で、どのように測定されているかを見ていこう。ここ数日、何をしたか考えてみてほしい。たいていの人は時系列で、まず何日だったたか、そしてその日の何時だったかを考えるだろう。少し混乱するかもしれないが、それでも自分で混乱しているとわかっている。もし出来事の順序を思い出せないとわかっていれば、時系列の記憶があるということだ。これはすべての記憶の形態に一般化できる——自分で何かを忘れているとわかっていることも記憶の一形態なのだ。五五歳を過ぎてメガネやスマホや鍵をしょっちゅうさがしているのは不本意だとしても。ここ数日のことを考えるとき、あなたは出来事について考えている——どこかへ行き、違う場所にいたこと、人に会ったこと、誰かとのやりとり、食事したこと、など。人の時間感覚は出来事と分けることはできないが、それが時間の感覚なのだ。時間は場所細胞と何か関係があるのだろうか。

二〇世紀半ばにニューロンがまとまって細胞集成体をつくることを解明したドナルド・ヘッブは、場所の細胞集成体を海馬が何らかの順番で記録し、それが〝時間〟と呼ばれるものに反映されることを直感的に理解していた。物理学者のマクスウェルと同じく、彼は時間には別のシステムがあるわけではなく、どこかで場所の記憶と統合されていると考えた。二〇〇〇年代の最初の一〇年に行なわれた実験で、ラットの海馬細胞の連続的な発火が、そのラットの経験する出来事の時系列に沿っていることが示された(2)。この考えを理解するために重要なのは、出来事は、スナップショットが先に進む時系列でずらりと並んでいる昔の映画のリールのように、順番に記録されるということだ。映像は、外界の場所／空間と同じように実体があり、それが並列していることで、時間の感覚が与えられるのだ。映画の中で時間が存在するのは、画像が次々と現れ、前の画像から先に進んでいるという感覚を生むからだ。つまり出来事が順送りの方向で起こり続けるのは、それがそのように記録されているからなのだ。時間感覚をもたらすのは、画像の運動量である。

海馬で連続的に発火する細胞は〝時間細胞〟と呼ばれ、場所細胞と似た性質を持っているようだ。現在では、時間のインプットと場所細胞は、海馬の中の一つの細胞集成体システムに統合されると考えられている。[3][4] このようにつくられた時空の記憶は、基本的には出来事記憶である。[5] このことについて考えるためいったん立ち止まって、〝場所〟について前章の最初に出した問いに戻ってみよう。エルヴィスが死んだとき、あるいは九・一一のテロが起きたとき、あなたはどこにいましたか。経験から言うと、どこといつは一緒に織り込まれている。それが海馬の神経系記憶生産ラインの、時空に関わる細胞集成体で処理されている。重大な出来事は前頭前野の自伝的記憶の保管場所へと送られる。自伝的記憶の中で、出来事は細胞のまとまりとして統合されており、取り出される際も統合されたまとまりとしてよみがえる。自伝的な記憶を思い出すことは、前頭前野の自伝的記憶が海馬の映像指向の領域とともに関わっているように思える（証明されたわけではないが）。昔々の記憶は、最近の出来事の映画のような動きを失い、過去の場所のスナップショットのようになっていると思える。ただそれがいつのことかという感覚がともなっているだけだ。出来事記憶が古くなると、時間よりも場所の記憶のほうがよく思い出せる。家族や友人と昔話をするとき、いつのことかわからなくなるという経験は、誰しもあるだろう。誰かがどこかで起こったある出来事を思い出すと、まず「ああ、そうだった。覚えてる」から始まり、次に「いつだったっけ」となり、その出来事と他の出来事を並べて、どちらが先でどちらがあとだったか考え、推定が続く。集団で思い出すこのおなじみのプロセスで、人は出来事を他の出来事と並列して、時系列に〝位置づけ〟を決めるのだ。

形を変える時間の経験

そのすべてがいかに巧みにできているか、人はただ息をのむしかない。空間と時間は一緒に記録されている——私たちはまさにそのように経験するし、そのように語ってきたし、物理学者は一九世紀から私たちにそのように教えてきた。時間と空間との相対性は、海馬の記録プロセスに組み込まれている。これは神経科学者のリリアン・マニングが、哲学から神経科学への道程に関する内省的な論文でエレガントに表現している。「経験される継続性は、記憶によって、そして記憶を通してのみ可能である」[6]。マニングの「経験される継続性」という時間の説明は、二一世紀の神経科学者の視点で書かれたものだが、一九世紀の物理学者マクスウェルの、時間は「意識の中の出来事の順序」という直感的な考えに、きわめてよく似ている。

リリアン・マニングの「経験される継続性」という時間の説明には隠れた複雑さがあり、それはルイス・キャロルの『鏡の国のアリス』のアリスと女王の小さな出会いの場面でうまく描かれている。女王が「記憶が二つの方向に働く」、つまりあともどりもすれば先回りもするというのにアリスはびっくりするが、女王はそれに対して「あと戻りしかしない記憶なんて貧弱なもの」と答える。私たちはだいたい、記憶はあと戻りしかしないと考える。それは時間が前にしか進まないからだ。しかしここで物知らずなのは、女王ではなくアリスと読者である。時間は過去から現在、そして未来へと、一方向にしか進まないように思えるが、意識の上で本当にそのように経験しているだろうか。人生のどこかの時点で、いま経験していることを一生涯忘れないだろうと感じる瞬間が来るだろう。それは悲しみでも幸せでも、強烈な感情を経験したとき、たとえば最初の恋愛中や結婚式、初めての子の誕生後などに起こるだろう。そのときには自分が現在と、そして未来に存在しているかのように感じられる。あるいはそれは、ごくありふれた日の完璧な一瞬かもしれない。私自身、ある晴れた日に友人や子どもたちとホース岬沖の小さな島の浜辺で過ごしたとき、今日のことはずっと忘れないだろうと感じたのを思い出す。

そのような瞬間の経験に現在と未来が関わるのは、あなたが自伝的な生活を前に向かって進んでいるからだ。私はこれを〝予知記憶〟と呼ぶ。〝予知記憶〟という用語はＡＩの予測計算モデルで使われているが、ここでは経験に関する文脈で使っている。予知記憶はいま現在、濃い経験をしているときに起こる。自意識がとりわけ高まり、知覚はやや過剰になり、自分は世界の中、そして記憶の中で、別の知覚を持つ存在であるという認識を持つ。このなじみのある感情も、覚醒して注意力が高まっているときのほうが持続的な記憶が形成されやすいという原則にのっとっている。

あなたに成人した子がいるなら、子どもを見ていて、過去と現在とが混ざり合う感じを経験したことがあるだろう。私の場合、息子が一八歳でゴールウェーの大学へ行くため家を出たとき、手を振っていると、思い出の光景が次々と現れた。彼の人生の節目が私の頭の中を通り過ぎ、昔ながらのスライド映写機のように、やや情緒的なムードの中で、当時の映像が連続してすばやく映し出されたのだ。生まれて間もない彼を白い木綿のおくるみに包んで帰宅したときのこと……職場へ戻る最初の日、彼を保育所に置いてきたときのこと……玄関の外で、初めて学校へ行く妹の手を握っていた彼の姿……中学校の初日に、背の高い友人たちと写真に写る彼が小さな少年に見えたこと……そしていま家を出ようとする彼の悲し気な顔。あの時はすべてどこへ行ってしまったのか。

　私たちはさらにもう一段上のステージにも行ける。いま現在にいると完全に自覚しながら、時間が先に進むと同時にあと戻りするという主観的な経験をすることがあるのだ。私はバンクーバーで家族と休暇を過ごしたとき、この時間が双方向に動くという経験をした。夕方、海辺を兄と一緒にジョギングし、その後、近くのレストランへみんなで歩いていきながら、子どもたちと一緒に自分の子ども時代に戻っていた。長期的な記憶が、いまつくられている記憶と混ざり合い、子どもたちがかつての自分たちと同じように大騒ぎしているのを見ながら、過去と現在が一緒になって、未来へ続いていくという感覚があった。その日の夕方の時間は、二つの方向に進んでいるように思えた。現在から過去へ、そして現在から未来へと。私たちは時間をさかのぼりながら、予知記憶を意識的にいま経験している状態だった。これは仲がいい古い友人たちといるときによく感じることで、そういうときは過去から照らされ、暖かい未来へと人生が続いていくという、満ち足りた熱い感情をともなっている。

　一八九九年、哲学者のアンリ・ベルクソンは「時間は発明に他ならない」と書いた。実際のところは、一般的に時間の概念とされているものは、動的な存在の中で起こることを理解するには不向きなのである。出来事が起こり、自伝的記憶に順を追って記録される。時間の感覚をつくりあげるのは、これらの出来事を何らかの順番で思い出すことなのだ。プルーストの「失われた時を求める」行為は、自分の記憶に浸ることだった。過去は記憶にしか存在しないのは明らかだ。理屈を無視し、実存的経験を拒絶しなければならないにもかかわらず、〝タイムマシン〟のファンタジーが人気なのは、過去は失われないという幻想があるからだ。

そのような時間はない、過去も未来もないという考えは、四世紀から存在している。聖アウグスティヌスは、三つの時間があると言っている。「過去の事物の現在、現在の事物の現在、未来の事物の現在」である。アウグスティヌスは現在しか存在せず、そこから人は過去と未来にスライドすると言っているように思える。彼の思想は一五世紀後、カナダの神経科学者で時間と記憶についての研究をライフワークにしていたエンデル・タルヴィングの理論に反映されている。[7] 彼の重大な研究は、過去と未来が、意識的に経験される現在の中でどのように存在しているかに目を向けている。タルヴィングの下で研究していたダニエル・シャクターは、神経画像検査によって、時間の経験についての理解に深く切り込んだ。彼は過去について考えているときと、未来のことを計画しているとき、同じ脳の回路が使われていることを示した。[8] しかしもちろんこれは、経験つまり記憶をもとに将来の決定をすることを考えれば意外ではない。私たちは記憶に織り込まれた経験があるからこそ、想像したり予測したりできるのだ。記憶は過去の記録以上のもの——想像する未来のテンプレートでもある。過去と未来が一緒になる神経回路には、いくつかの統合された領域と、特に記憶装置のハブである海馬と、統合的なストーリーテラーである前頭前皮質が関わっている。[9][10]

これはすべて、未来は、過去と同じように、記憶の回路にあるということを意味する。アルツハイマー病は早い時期に海馬が損傷し、それが最初の症状である記憶の喪失につながる。アルツハイマー病患者は、病気が進行するにつれて時間の感覚を失う。ある実験で、軽度のアルツハイマー病患者を、年齢を合わせた正常な認知機能を持つ対照群と比較した。アルツハイマー病の被験者は、過去の出来事を思い出すことと、将来の出来事を思い描くことの両方について、同じくらい能力の低下が見られ、「過去と未来の心的表象の密接な関連性がさらに明らかになった」[11]。アルツハイマー病では、前頭前皮質に保管されている過去の記憶は、初期の間はあまり失われることはない。それは可塑性に富む海馬が先に破壊されるからだが、病気が進行して前頭前皮質が損なわれ始めると自伝的記憶も少しずつ失われていく。

過去と未来の時間の流動性には、もう一つの側面があり、それは私自身も興味を引かれているし、普遍的な人間の経験でもあるので、ここで触れておく価値がある。子どものころは時間は静止しているように思え、むしろ経験から考えれば存在していなかった。時間はすべて〝現在〟で、一日は果てしなく、ものごとは終わり次のことへと移る。子どもたちは適応力に優れているというより、ある種の健忘症なのだ――これについては第Ⅱ部で掘り下げる。人は年をとるにつれて時間の主観的感覚がどんどん加速し、大人になると時間は飛ぶようにすぎる。

時間は本当に意識なのか

これまで見てきたように、場所は物質であり、それは感覚を通じて明らかで、客観的に測ることもできるが、記憶は時間の尺度でしかない。時間が過去の記憶や未来の推測にしか存在しなければ、現在はどうなのか。〝現在〟は四世紀のアウグスティヌスの思想から二一世紀のエンデル・タルヴィングの神経心理学まで、時間という思想に共通の支柱である。現在は本当の〝時間〟なのだろうか。時間の概念自体は、物理学であろうと神経科学であろうと、科学を理解するうえであまり役には立たない。概念的には、〝現在〟を時間という概念から丸ごとはずして、意識の概念に組み入れるほうが筋が通る。出来事の記録という視点から見れば、現在が意識であるのは確かだ。皮肉に思えるかもしれないが私自身は、時間が存在しない場所は意識上の瞬間だけだと考える。過去と未来は、私たちが〝時間〟と考えるものに近いが、現在は意識に属している。

時間と記憶の理解について、物理学と神経科学が収束するのはとても興味深いが、記憶は大きな物を扱う物理学より素粒子物理学に近い。素粒子物理学では、固有の不確実さ（非決定論という考え方）のために、出来事を正確に位置づけることはできない。微小な物質が重力の保持力から排除されるために予測しにくくなるように、記憶は現在の意識の相対的な確実さから遠ざかるために確実さが減少する。ものごとは起こり続け、樹状突起の形は変わり続け、もともとの記憶は不正確になる。絶え間のない神経活動、ニューロン内とニューロン間の電気化学反応と物質交換、ニューロンが次々と発火したり信号が弱まったりするときの樹状突起の成長と減少は、決して終わらない。人間の六八〇億のニューロンがどこに向かうかは、外から絶えず入ってくる感覚と体内での内受容性の感覚から、無限の可能性がある。ただ一つ確実なのは、ものごとはこれからも起こり続け、それが細胞集成体の形を変えるということだ。私たちの脳は、宇宙と同じでエントロピーの大鍋である。

当代の物理学者であり作家のショーン・キャロルは、神経科学と物理学をまとめて簡潔に表現している。「時間は場所や物質のように物理学では測れない。主観的に理解するしかない」。彼の著書『この宇宙の片隅に——宇宙の始まりから生命の意味を考える50章』で、彼は時間を、物理的世界の概念に近いものというより、経験として見ている。しかし私からすれば、時間の主観的理解についてのショーン・キャロルの見解には、さらにもっと根本的なポイントがある。私たちは自分自身や他人、世界や宇宙を、私たちが持っている唯一のシステム——記憶の細胞とネットワーク組織——を通じて理解する。海馬、扁桃体、皮質細胞などの記憶をつくるニューロンは、ピラミッドのような四面体（三角形を四つ合わせた形）をしており、錐体細胞と呼ばれる。時空の概念は四次元で、空間の三つの次元が、四番目の次元である時間と相互に関わっているのは偶然だろうか。おそらく時間と空間についての物理学的な理解の基盤となるのは、私たちが物理的な世界のパターンについて見たり学んだりできる唯一の方法、すなわち三次元の空間と時間を統合された出来事として解釈し記憶する、錐体のニューロンを通じて行なう方法である。物理学者は——きわめて洗練された狭い領域で——人がどのように記憶するかという問題に、本当に目を向けているのだろうか。前記の推測は少なくとも、四面体のニューロンがせっせと働き、動いている生命体の四次元の時空を取り込んでいるのを思い出させてくれる。脳は精神科医が診察することが多いが、時空の細胞を含み、個人のナラティブを具現化し、物理的世界の最も高度な理解を超えたところで働いている器官なのに、物理的とみなされないことが多いのは驚きである。

この議論の最後に、ハムがクロヴに「きのう」の意味を尋ねたところに戻ろう。科学者なら、地球がここまで一回転する間に起きた出来事と言うかもしれないし、神経科学者ならその一回転の間に起きた出来事から生じた樹状突起の差異と言うかもしれない。しかし重要な問題なのは「きのう」や「あした」の意味ではなく、現在とは何を意味するかである。それが過去の出来事や、来るべきことのための想像や戦略を決定するからだ。意識上の経験には、時間は存在しないと経験的に思えるが、実はそこで過去がつくられ、まだ見ぬ出来事への方向性が定められている。T・S・エリオットは楽しい詩を書く人だとはあまり思われていないが『四つの四重奏』に入っているこの詩はとても明るく、楽しさが伝わってくる。

あっちへ行け、と小鳥が言う、葉陰には子供が大勢いて
身を隠してわくわくしながら、しのび笑いをしていたのだ。
行け、行け、行け、と小鳥が言う。人間という者に
あまりにも生々しい現実は耐えられるものではない。
過去の時と未来の時と
かくもあったろうと、かくあったとの
終わるところはただ一つ、それがいつも今在るのだ。

（『エリオット全集1』二宮尊道訳〔中央公論新社〕より）

私はエリオットの鳥が五感で〝いま〟を感じて楽しげにさえずり、私たちに対して「かくもあ

ったろう」ことや「未来の時」のことは忘れ、いまのわくわくする楽しさに向かって「行け、行け、行け」と告げていると考えたい。

第8章　ストレス――思い出すことと〝忘れること〟

どんなに単純なものであろうと、一瞬ごとに変わらない心理状態はない。
――アンリ・ベルクソン

前章で確認したとおり、私たちは現在を記録し、記憶をつくるには、目を覚ましている意識レベルが必要だ。これは脳幹の目覚めスイッチがオンで、海馬の神経活動と皮質ニューロンが、最低限求められるレベルに達していなければならない。ニューロンの覚醒レベルは、記憶されるものの土台である。何によって覚醒するかは人それぞれで、その人の生活や出来事によって変わるが、それを決めるメカニズムは誰であっても同じである。

覚醒は視床下部の二つの出口システムに関わっている。それはＡＮＳ（自律神経系）とコルチゾール・ストレス・システムだ。つまり、興奮を感じるとニューロンが発火して、記録していて記憶できるかどうか確かめるのが容易になる。かつて私はストレスの原理およびストレスとうつの関係におおいに興味をそそられ、これまでそのテーマの研究を多く行なってきた。一九八〇年代から九〇年代には、ストレス研究への世間の関心は低く、研究者も少なかった。この研究分野は心理神経内分泌学と呼ばれ、いまも専門的な研究分野として土台となる知識基盤を築いており、それがほとんどの病気に応用されている。ストレスに関する科学的研究が内分泌学と精神医学から始まったのは、コルチゾールがホルモンだからで、精神疾患では脳にストレスがかかっていることが多く、うつの原因と密接に関わっているからだ。当時、ストレス・ホルモンのコルチゾールは、生理的、心理的ストレスを示す代用値であるという考え（いまでは当たり前の知識）は、まだ確立していなかった。

この章では、ストレスが記憶に与える影響を見ていくが、うつをともなう病気を通して説明するのがいちばん理解しやすい。二〇〇三年、私はモーズレイの公開討論でルイス・ウォルパートと同じ側で討論するという幸運に恵まれた。私たちは「抗うつ剤は依存を引き起こす」という主張に反対する立場だった。ルイスは明晰な科学の著作で有名だが、うつ病の経験についてはあまり知られていない。しかし彼の著作『ヒトはなぜうつ病になるのか――世界的発生生物学者のうつ病体験』は、うつというテーマに科学的な鋭い目を向けるもので、一読の価値がある。私はルイスが聴衆に、自分のうつ病の経験は、愛する妻の死よりも悪い経験だったと話したのを覚えている。彼は、うつを経験した大方の人と同じように、この不快な経験できわめて不自由だったことの一つは、記憶と思考の混乱だったという。これが理由で治療を受ける人は多い。患者は絶望、自己嫌悪、倦怠感、不眠といった症状に苦しみ、自殺願望さえ抱くこともあるが、集中力や記憶力を失い、働けなくなると治療を受ける気になる。
ここで私の患者だったサリーについての話をしようと思う。

サリー

私は病棟の他の医師からサリーについて意見を求められた。サリーは数日前、急に病状が悪化して救急科から回されてきて入院した。家でほぼ一週間、ベッドから離れられず、食べることも飲むこともできなくなった。家族に反応しなくなり、だんだん無口になって、やがて昏睡状態に陥る。サリーの夫と面談したところ、入院の数日前までふつうだったと、夫ははっきり言った。ただその前の数週間、ふだんよりも静かで、あまり動かなくなっていたと。サリーは感情的にも私生活の上でも安定していたようだった。前にもうつになったことがあり、最初に症状が出たのは五年前だった。最初のときは社会的に引きこもり、倦怠感を訴え、人と話をしなくなったが、完全に回復した。その後数年間は抗うつ剤を服用していたが、今回の入院の四か月前に服用をやめていた。

入院してから病状はさらに悪化し、病気が急激に進行しているようだった。やがて彼女は昏睡状態に陥り、弱い痛みをともなう刺激、たとえば針で軽く刺したりしても反応しなくなった。医療チームはいくつか実験的な検査や放射線検査を行なったが、異常は何も見つからなかった。奇妙だったのは、バイタルサイン、血圧、脈拍、体温まで高いほうだったにもかかわらず、医学的な病気は見当たらなかったことだ。彼女は生理的に興奮していた――ＡＮＳの活動が過剰だった

――が、昏睡状態にあったのだ。ANSが活性化すると、ふつうは気分が全体的に高揚する。何か大きな病気があると思われたのだが、それが何かわからなかった。彼女の臨床的所見から脳炎（脳の感染症）が疑われたが、EEG（脳波記録）では、電圧は低いものの、脳の電気的活動は正常であることが示された。脳のスキャン画像も正常だった。腰椎穿刺で採取した脊髄液にも、感染や免疫異常の徴候は見られなかった。コルチゾールのレベルがとても高かったが、彼女の病状があまりにも悪いので、何かの疾患に特徴的な症状とは考えられていなかった。

私たちはサリーのベッドのそばに立っていた。彼女は仰向けに寝ていて、体は動かず、目を閉じ、唇は少し開いていた。ベッドはナースステーションにいちばん近い部屋にあったが、それは一五分間のバイタルサインを何度も記録しなければならなかったためで、そこまでの二四時間まったく動いていないと報告されていた。サリーはずっと点滴につながれ、何日も食べ物を摂取していなかった。私は彼女の手を握って話しかけた。そっと彼女の手を握っても反応はなかった。私はもう一方の手で彼女の肘を持って腕をベッドから持ち上げ、ゆっくりと手を離した。彼女の腕は空中に数秒間とどまり、やがてゆっくりと形を保ったままベッドまで下りてきた。サリーの顔をよく見ると、目から塩分の跡が鼻の横を通って上唇までつたっていた。私たちは診断を下した。これはカタトニア（緊張病）だと。

カタトニアは異常な運動活動、特に動作と発話に関するものを言う。カタトニアには特有の動きがあり、一つは独特で不自然な姿勢のままでいることだ。サリーの腕がおかしな位置で浮いていたのはその例だ。不自然な姿勢のままでいるのは〝蠟屈症〟として知られている。カタトニアのもう一つの臨床的症状は、やはり不自然な姿勢に関係するが、〝心理枕《サイコロジカル・ピロー》〟と呼ばれる。これは患者が、実際にはないのに枕に乗せているように少し頭を浮かせている状態だ。カタトニアに見られる極度の筋肉の緊張と精神的苦痛は、ふつうの人には想像しにくい。サリーのような唐突で極端な形のカタトニアはまれだ。ふつうはもっとゆっくり、治療を受けない状態、あるいは治療が十分でない状態から進行していく。人間のカタトニアは、動物が恐怖で凍り付く状態に相当するという意見に、精神科医は共感する。「怖くて硬直する」ことは、死んだふりをして捕食者を欺くメカニズムで、生まれつき備わった行動かもしれないし、ふだんは経験という後天的なものの下に埋もれているのかもしれない(1)。

カタトニアの治療法はベンゾジアゼピン――ヴァリウムのような薬品――の大量投与である。これで興奮のレベルが下がり、筋肉の緊張状態が解けるようだ。生理食塩水の小さな袋を通してジアゼパムを静脈内投与すると、一時間後にサリーは意識を取り戻し、その晩には紅茶とトーストを食べた。その後はベンゾジアゼピンを経口で投与できるようになり、私たちは彼女に抗うつ剤を勧めた。彼女は完全に動けるようになって、二四時間以内にたいへん落ち着き、数日後に退院した。私はサリーが精神的打撃から回復したあと、もっと細かく話をした。彼女は入院する数日前から入院中のことはほとんど記憶がなかった。記憶がなくなる前の数日間は頭がひどく混乱していて、最後の記憶は気分が落ち込んで不安だったことだという。

重度のうつ状態では、さまざまな度合いの記憶障害を経験し、それはうつの深刻度にだいたい比例する。この障害は自分の過去がよくわからなくなるレベルから完全な記憶喪失まで幅が広く、うつを何度か再発している人では、自伝的記憶が全体的に乏しい。日常的な記憶障害は、本人が、特に初歩的な作業をしているときにわかる。映画の筋を追ったり、新聞を読んだりすることさえできなくなることがある。このような経験の徴候は、もしあなたが大きなストレスを抱えて、考えられなくなったり、すぐものごとを忘れることが続いていたりしたら、おそらく心当たりがあるだろう。ときどき抗うつ剤が原因で健忘症が引き起こされると言われるが、そのようなことはない。薬が投与されたあと、実際に記憶は戻っているのだ。ストレスから生じる経験としてよく引き合いに出されるのが、医師から悪い知らせを聞いたときの反応だ。

この記憶障害を、覚醒レベルが高いとき、あるいは集中しているときのほうが記憶が形成されやすいという、すでに確立された考えにどうはめこんだらいいのだろう。覚醒レベルが高いほど、理論的にはよく記憶できるというのは、事実ではないのだろうか。記憶機能は、その他多くの生理的システムと同じで、適度な覚醒レベルで最もよく働き、極端に高かったり低かったりすると、機能は低下する。ごく大まかな経験則では、コルチゾールのレベルが低いと覚醒レベルも低く、記憶の形成がうまくいかないが、コルチゾールのレベルが高く覚醒レベルが上がりすぎても、やはり記憶形成が阻害される。そのため学習はコルチゾールのレベルが低くても高くても効率が悪く、中程度のとき最も記憶が形成される(2)。私たちは直感的に、注意を払っていないときや、反対に覚醒レベルが上がりすぎているときや不安なときは学習できないと知っている(3)。

前章に出てきたノラが何年も記憶できなかったのは、覚醒レベルが低すぎて脳に何も記銘されなかったからだ。一方でサリーの話は、覚醒レベルが高すぎても記憶障害が起こることの実例である。サリーのANSは働きすぎで、コルチゾールのレベルはとても高かった。彼女は自分の体に閉じ込められ、恐怖で硬直している状態だったと、私は考えている。過去二、三〇年で、うつはコルチゾール・レベルの高さと関連していて、うつ症状が重いほどそれが顕著になることが定説となっている。サリーとノラの経験を理解するには、コルチゾールのストレス・システム、とりわけストレス・ホルモンであるコルチゾールが神経活動に与える影響を理解する必要がある。私を含め臨床科学の仲間たちは、それを〝脳ストレス〟と呼んでいる。

視床下部 - 脳下垂体 - 副腎系

ストレスの生理学に関する文献は、学問としての医学の起源であるヒポクラテス（紀元前五〜四世紀）にまでさかのぼる。ストレス系について初めて理論的提言を行なったのは、この偉大なる哲学者であり医学のパイオニアで、彼の利他的原則はいまでも近代医学の土台をなす原則であり続けている。その原則は、人間の体には常に働いているシステムがあり、それが私たちを健康に保ち、不調や病気に対抗して活動が活発化する、という考えに基づいている。現在ではそのシステムがストレス系であるとわかっている。ヒポクラテスの重要な教義は健康の維持で、それは現在の医学用語では「過剰なストレスの低減」と言い換えられる。ようやく前世紀にたどりついた概念だ。

私たちは、ある程度のストレスは健全な体に必要だという根源的なヒポクラテスの教えを失ってしまったようだ。いま〝ストレス〟という言葉は、過剰なストレスによる不調と、ほぼ同じ意味になってしまっている。ストレスは健全なだけでなく、生命維持には不可欠なもので、有害なのは慢性的あるいは長期にわたり過度なストレスにさらされることなのだ[4]。一九九〇年代、私は慢性疲労症候群に関する研究を第一線で行なってきた。これは、体と〝中枢性疲労〟と呼ばれる脳の疲労を特徴とする、診断が難しい状態である。この不調の患者はコルチゾールのレベルが平均より低いことに、私たちは気づいた。うつ病では逆に平均より高い[5]。私はコルチゾールはストレス・ホルモンではなく、生命と注意力を保つための活性化ホルモンだと考える。

ヒポクラテスが直感的に理解していたこのシステムは、二〇〇〇年以上たってから、ハンス・セリエによって生理学的に特定された。セリエは一九三〇年代に、体のストレス系について初めて説明し、コルチゾールは体の主要なストレス分子であると述べた。ストレス系は突き詰めると脳が制御していて、視床下部－下垂体－副腎系（ＨＰＡ軸）と呼ばれる。これはコルチゾール放出の制御に関わる脳のセンターと体の器官である。視床下部（ＡＮＳの司令部で、さまざまな情動状態をつくりだす）は副腎皮質刺激ホルモン放出ホルモン（ＣＲＨ）をつくり、それが脳から血管を通じて運ばれる。この脳ホルモンが最終的に副腎からのコルチゾール放出を促す。前の章で確認したように、記憶の経路がＡＮＳを活性化して、それが情動の経験へとつながることがある。視床下部に入ってきた複雑な情報は、樹状突起の増大で形を変えられていて、その方法で記憶は脳のネットワークに組み入れられ、ＣＲＨ分泌によりコルチゾールのストレス反応を引き起こし、ＨＰＡ軸を活性化し続ける可能性もある。

血液系へのコルチゾールの分泌は脳によって制御され、副腎から放出されると、脳を含め全身の器官へと運ばれる。脳の機能と記憶にコルチゾールが与える影響の理解に関して最も重要な発見は、一九六八年に海馬にコルチゾール受容体があるのが確認されたことだ。[6] ラットの海馬にコルチゾール受容体が存在することを示した歴史的論文の共著者であった故ブルース・マキューアンは、初期の盛り上がっていた時期に数々の成果を生んだマンハッタンのロックフェラー大学のストレス研究チームを率いていた。しかし脳とストレスの研究者のコミュニティが、この発見の重要性を理解するのは、それから何年もたってからだ。この話をするならば、ライデンのオランダ王立芸術科学アカデミー教授ロン・デ・クルートの研究室に戻る必要がある。彼の研究は、優れた科学というものは一つの問題をできるだけシンプルにすること、中心的な問題に絞り込み実験を段階的に行なって答えを見つけることであると実証している。やがてその答えが、否定しようのない、筋の通ったシンプルな形で公表される。特に難しい作業の一つは、中心的な問題に絞り込み、そこに現れるいくつもの興味深い些末な問題に気を移さないことだ。

ロンはコルチゾールがラットの海馬の個々のニューロンでどう働いているかに目を向けた。[7] ニューロンは隣のニューロンに電気を伝えるには、最低限のレベルに帯電していなければならない。不可欠な電気化学エネルギーを獲得し、記憶の構成要素となる細胞集成体のための新しいシナプス形成に必要なたんぱく質を生成するには、神経が興奮する臨界期が必要なのだ。ロンは樹状突起の成長が必要な期間、コルチゾールがニューロンを発火させることを実証した。[8] これでコルチゾールのレベルが一定の基準を下回ると、なぜ記憶がコード化されないか説明できる。ニューロンが、脳と同じように、眠っているか、うとうとしているからだ。脳全体で起こっていることは突き詰めれば細胞レベルで起こっていることを思い出そう。記憶の形成には、最低限のレベルのコルチゾールが必要で、ここではそれを「〝よい〟ストレス」と呼ぶ。

逆にもしコルチゾールのレベルが常に高いときは、カタトニアの患者の場合と同じで海馬のニューロンが過剰に興奮している。そのとき記憶がどんどん形成されるのではないかと思うかもしれないがそうはならない。ニューロンの電気的活動が低下しないと再充電できず、別の記憶をつくることができない。興奮しすぎたニューロンは発火した状態で停止して、新しい刺激に反応しない。コルチゾールのレベルが高い状態が続くと（〝悪い〟ストレス）、記憶の形成を妨げるのはそのためだ。同じことが、ニューロンの発火に必要な、ANSの興奮についても言える。ノルアドレナリンのレベルが低いとニューロンがうまく発火せず、レベルが高いと基準値に戻らず再充電ができない。つまり充電しにくくなるということだ。

ここで、高レベルのコルチゾールが海馬の発火を抑制する効果について、ロンが動物を対象にした研究を発表したころ、私が（サリーの治療をした何年か後に）担当した別の患者について話をしようと思う。家族でケンブリッジから戻ったあと、私はダブリン病院で精神科医として働いていて、ダニエルという若い男性を診てほしいと頼まれた。ロンが実験室で発見したことを、精神医学の現場で確かめられたことは、とてもやりがいのあることだった。

ダニエル

ダニエルは内分泌科の入院患者だった。彼のかかりつけ医が定期的な血液検査で、血糖値と血圧が高いことを指摘した。代謝が急激に不安定になっているのは若い男性にはまれなことで、入院して検査を行なうことになった。内分泌科医はコルチゾールを分泌する腫瘍を疑っていた。というのも、血管へのグルコース放出もコルチゾールが制御しているからで——生理的にインスリンと拮抗する——検査結果でもコルチゾールのレベルが高く、考えられる腫瘍の症状とも一致する。彼の家族は、せいぜい二、三週間という短期間で彼の行動がおかしくなり、よそよそしくなったと話した。彼の精神状態はあっという間に悪化して、私は彼の看護面を含めて助言を求められた。

ダニエルはベッドの端に座り前後に揺れていた。両手を胸の前でしっかり握りしめるさまは、まるで何かを持っているかのようだった。しばらくして、その幻の物体はばらの花だと気づいた。彼は「……ばらのにおいをかいで……ばら、ばら、ばら……ばらのにおいをかいで……」と繰り返していた。私が彼に話しかけると、その言葉の最後の語を何度もくりかえした。彼の視線の先に私が入ったとき、一度か二度、こちらに目を向けたように思えたが、全体としては、彼のベッドのまわりに精神科医と内分泌科のチームが集まっていることはわからないようだった。彼は私たち全員の向こう側を見つめていた。私は彼に立つように言った。何度か頼んだあとで、彼はゆっくりと立ち上がり、途中、不自然な姿勢で止まった。そして数分間、まったく動かず宙を見つめていた。

ダニエルは典型的なカタトニアの症状を示していた。奇妙で不自然な姿勢と硬直に加え、カタトニアの患者は同じ言葉を繰り返したり、話す相手のせりふの最後の単語を繰り返したりする。一般的に、極限的な状態になると、他人に反応しなくなり、たとえ目が合ってもぼんやりとしている。ダニエルは予想に反してコルチゾールを分泌する腫瘍ではなく、カタトニアをともなううつ症状のせいでコルチゾールのレベルがきわめて高くなっていたのだ。私たちは彼にベンゾジアゼピンと気分安定剤を投与した。すると数日で効果が現れ始め、数週間で通常の状態に戻った。彼の精神状態が正常に戻ると、コルチゾールのレベルも低くなり、代謝システムも安定した。血圧も正常に戻り、健全なグルコースの調節も戻ってきた。彼のケースによって、これまで見てきた他のカタトニア患者について考えてきたことが確かめられた。カタトニアの患者は、たとえ無口だったり動かなかったりしても、ＡＮＳが興奮していてコルチゾールが暴走状態にあるのだ。

悪いストレスと脳

ストレス管理についての本は数多く書かれてきたし、いまでも書かれているが、ストレスの要因は限りなく存在する——たとえば貧困、社会経済的喪失、暴力、人種差別。特に社会経済的に弱い立場に生まれついたり、子ども時代に虐待されたりすれば、人生が恐ろしく困難なものになる。幼年期の劣悪な環境が、脳を含めた体に与えるマイナスの影響に関する科学論文も、ストレスの文献と合わせて増えている。現在、そのプロセスが胎児のときから始まっていることを証明する研究が（私自身の研究も含め）現れている[9]。一九八〇年代にロックフェラー研究所が発表した学術報告書では、愛情を示されたラットの子ども——母ラットがなめたり毛づくろいをしたりした——は、成体になってから大きなストレスを与えられても、冷静な反応をしてコルチゾールのレベルも低かったという。[10] この実験結果は、ごく幼い時期の出来事が、その後のストレスに対するその人の反応、ひいては健康全般にとっていかに重要かを示している。ラットの子のコルチゾールのレベルがずっと高いままだと、海馬の細胞の複雑な樹状構造が失われ、シナプスの接続がなくなる。[11] ブルース・マキューアンはこのプロセスを「経験によって変容するダイナミックな脳の構造」と美しく表現した。[12] 人間の子ども時代のネグレクトによって、異常なストレス反応と海馬の樹状構造の両方について〝生物学的刷り込み〟がなされることが、現在では確認されている。[13]

慢性的な脳のストレスの原因が何であれ——幼児期の災難、継続的な社会経済的ストレス、遺伝的に歪んでいるストレス反応、重大な精神疾患——海馬はコルチゾールの有害な影響を受け、記憶システムに打撃を受ける。[14] 私はすでに、うつ病患者の神経画像研究で、海馬のダメージの目に見える影響について述べてきた。ＥＮＩＧＭＡと呼ばれる国際的な画像遺伝学のコンソーシアムの調査では、うつ病患者一七二八人、健康な人七一九九人の画像データを含め、世界中の一五の機関の研究をまとめていて、人間のうつ病では、海馬が損傷、あるいは目に見えるほど縮小していることを示すきわめて明白な証拠を出している。[15] 私たちのグループでは、他のグループと同様に、特に左側の海馬が収縮していること、そして損傷部分は記憶を形成するプロセスが起きている部分に限られていることを発見した。[16] 現在では、うつ病は治療せずにいると、海馬の記憶製造ラインが損傷することがわかっている。

これらはすべて気の滅入る話に思える――幼年期のトラウマが大人になってから脳障害につながるというのか。しかしすべてが失われるわけではない。海馬は相対的に弱く傷つきやすいが、可塑性に富むので修復も可能なのだ。抗うつ剤と談話療法で、海馬の豊かな樹状接続が回復することを示す証拠がどんどん出てきている。抗うつ剤のような物質は、海馬、前頭前皮質、扁桃体の神経接続の〝可逆的再形成〟を促す可能性がある。[17] 退化した樹状構造も回復可能かもしれないという、うれしい発見により、脳への薬物療法と心理療法の効果に希望が持てる。

人はよく何かを思い出せないと言う。同じ経験をした他の人が覚えていられる出来事を「忘れてしまう」のだと。このような個人的な経験の違いが生じるのはおそらく、その出来事がある人にとってはそれほど重要でないが、別の人にとってはとても心に響くものであるからだ。注意を向けなければ、記憶に必要な発火が始まらない。神経科学で最も多く研究されていることの一つは、人はなぜあることに注目し、他のことには無関心なのか、ということだ。神経科学はこの注意を向けるものを選ぶ現象を〝サリエンス（人の気を惹くもの）〟と呼ぶ。覚醒と注意が、個人的に重要なもの、すなわちサリエンスを持つ情報を覚え、つまらない感覚情報を捨てるメカニズムを提供する。神経学的に言うと、私たちは自分の好奇心を〝興奮させる〟ものに興味を持つのだ。私の協力者でもあるトマス・フロードルが率いている研究では、うつ病の人は、注意と情動的刺激の結びつきがふつうと違っていることがわかった。[18]

私の友人はほとんど五五歳を超えていて、よく私に「どうして忘れるんだろう」と尋ねてくる。

ノラ、サリー、ダニエルの症例から学んだことから考えると、答えはおそらく忘れるのではない、ということだ。そもそも記憶として保存していないのだ。私たちの記憶システムは、あるレベルの覚醒状態を上回っても下回っても機能しない。「どうして忘れてしまうのか」とよく思うなら、何かを忘れていたことを思い出すのも記憶の一形態なので安心してほしい。次に、あなたがその出来事を記銘したかどうか自問する必要がある。あなたの注意を引く活動と、注意を向けること自体が、停滞しているコルチゾールのレベルを上昇させ、情報をよく銘記できるようになる。他のグループと同様に、私たちは、運動が覚醒を促し、記憶機能を向上させ、海馬を大きくする可能性があることを発見した[19][20]。あるいは、海馬のニューロンの活動が有害なストレスで常に過剰な状態なのかもしれない。その場合、治療のために休みを取って太陽の下で過ごすしかない。ＨＰＡ軸がうまく機能して体の均衡を保てるのは、すべての生理器官と同じだが、環境あるいは本人によって条件を変えられる範囲にあるときだけだ。

第Ⅰ部まとめ

ここまで、まずは感覚主義の思考に見られた神経科学の起源から、最近の、時間と記憶の概念における神経科学と物理学との融合まで、あれこれと話を進めた。次にとりあげたテーマは経験の概念で、神から与えられた知という大昔の考え方から、感覚を通じて得た知識の刷り込みへ移行したときの、哲学者の取り組みから話を始めた。そして、外の世界と体内の感覚的経験が神経をどのように駆け抜けていくかを追い、海馬と扁桃体の記憶に織り込まれ、やがて皮質記憶に固定される（されないこともある）までを見てきた。神経へのインプットが細胞集成体としてまとまって一つのユニットとして発火し、それらのユニットが結合して、世界の理解が進むようになる。私たちは出来事の記憶を思い出すための、最古の最も直感的な構造――物語の「時間・場所・人」のフォーマット――を海馬まで掘り下げ、この記憶装置としての器官がどのように時間と場所を記録するか見てきた。場所が中心に固定され、出来事が記録されたフィルムのリールがそのまわりを回っている。物理学と同じように、人は三次元の空間を、海馬と皮質細胞の四次元構造に備わっている時間という次元で記憶する。さらに私たちは、興奮と覚醒――ANSの情動とHPAストレス系がもたらす――について、ニューロンのレベル（樹状突起形成のために必要な電気化学エネルギー）から、個々のサリエンスまで追ってきた。

記憶は止まることのない神経活動、つまり生きている脳でつくられる。感覚の信号が飛び込んできて、クリスマスツリーの豆電球のようにニューロンが光り、あちこちでついたり消えたりしながら、その人の世界の〝ワールド・ワイド・ウェブ〟を皮質につくりあげる。ここでの重要なポイントは、感覚の電流がどこに行くかを仲介する作用はないということだ。信号はただ、記憶の網の中でニューロンの集まりができたところで取り込まれる。これはつまり人間の経験をつくれるのは記憶だけで、誰の脳においても、特定のニューロンの記憶地図が世界を解釈し続けるやり方はしだいに決定論的になっていくということなのだろうか。そう、私たちは生まれつき備わったものと、過去の経験からつくられたネットワークしか持っていないという意味で、それは正しい。しかしこの六八〇億のニューロンから成る、果てしなく複雑なネットワークは、ダイナミックで永遠に変化を続ける。感覚を通して世界から届く新たな経験は〝一番合っている《ベストマッチ》〟ところへ行くが、新たな結合が生まれ、それで細胞集成体の経路が変わることもある。配置、再配置、樹状化、中断を通じて、記憶は織り込まれ、増大し、ばらばらになる。そう、人間は自らの記憶で構築されるものだが、その記憶システムは、意識のあるときはいつでも、入ってくる世界のエントロピーの二度と再現されない動的なバランスの中で、相対的に安定した皮質の記憶地図に神経の情報を刻みつける。

この神経の運動の中で、人は経験を織り込んだ変化する神経経路をつくり、どうにかして実際の記憶となるナラティブの枠組みをつくる。このナラティブの枠組みが、秩序のない神経組織からどのようにつくられるのか、つまり記憶がどのようにして人をつくるのかを見ていこう。

II

記憶は私たちをどのようにつくるか

第9章　自己認知――自伝的記憶の始まり

記憶は一貫性であり、理性であり、感情であり、行為でさえある。
それがなければ、私たちは何者でもない。[1]

――ルイス・ブニュエル

最初の記憶は？

人間は幼児期に多くを学ぶが、そのころのことはほとんど思い出せない。子どもが得た多大な知識――たとえば言葉を覚える、歩く、など――は無意識化あるいは潜在化するが、そこにはナラティブの記憶はともなっていないようだ。あなたにとって最初の記憶は何だろうか。それは何歳のことだろうか。二歳？　三歳？　それとも四歳？　私の最初の記憶は、箱の上に座って、半透明なオレンジ色のボタンがついた手編みのオレンジ色のカーディガンを見下ろしていたことだ。あとになって、その記憶を最初の引っ越しと結びつけたが、私はもうすぐ三歳になろうというときだった。母が編んだウールのカーディガンの記憶が、その後の一連の子ども時代を象徴している。この記憶の断片は、最初の記憶の典型であり、だいたいは自分がどこかにいた感覚として思い出す。

　オレンジ色のボタンを見る前の私の世界は有史以前である。幼児性健忘は、個人がどんな主張をしようと、普遍的なことだ。人の人生を含め、あらゆる物語の三大要素は、すでに述べたとおり、時間、場所、そして人だ。〝人〟は、まず自分を手始めとして、人間が存在として記銘されて初めて記憶できるようになる。私にとって、自分が記銘された瞬間はオレンジ色のボタンの瞬間である。最初の意識的な記憶は、初めて自己を認識した、あるいは自我が目覚めた瞬間だと思っている。

　この第Ⅱ部では、自己意識が脳でどのように発達し、どのように自分の人生を記憶し、その後、ある種の物語に組み立てていくのかを見ていく。

　まずは人や一部の少数の動物が、自己意識に目覚める個としての始まりから話をしよう。

自己の意識の進化

　家で書き物をしているとき、庭に来るコマドリの鳴き声を聞くと元気づけられる。コマドリは聞かれていることを意識していて、日の光のように明るく、警戒心が強い。そして間違いなくコマドリには記憶がある。そう断言できるのは、私にとっては幸運なことに、自分が記憶したなわばりを守るために、わが家の裏庭に戻ってくるからだ。しかしどんな形であれ自己意識を持っている可能性は低い。たとえば情動の経験を意識したり、鳴き声で侵入者を追い払う行為をしていると自覚したり、他の鳥に意識があると考えるといった、高次の意識はないはずだ。ほぼ確実にコマドリには自意識がなく、よって自伝的記憶もないが、他のコマドリに対する基本的な意識はある。自分のなわばりに寄せ付けないようにするからだ。コマドリは生き残りのために他の個体の存在を意識する必要はあるが、自分を意識する必要はないのだ。

人間の性質の発達、たとえば自己意識を理解するのに便利な方法は、人間の祖先の動物における、その性質の進化を調べてみることだ。そのプロセスは系統学として知られている。経験則から言うと、胚から始まる人間の発達は、進化上の発達をなぞる[2]。コマドリの作業記憶は、系統学的にいえば、意識が生まれる前の幼児のレベルに留まる。人間では、系統学の原則から、そしてコマドリの例から予想できるかもしれないが、他者についての意識は、自分自身についての意識より以前に存在している。赤ん坊は生後六〜七か月で、親は自分とは違う別の人間であると理解し始め、初めて分離することへの不安を経験する。親から分離する苦痛がこの月齢から始まるのは、赤ん坊が分離という感覚を感じているからだ。赤ん坊は一個の存在となるために、胎児のときから始まる母親と一体の絆から、うまく抜け出さなくてはならない。赤ん坊が長い時間一人で放っておかれたり、慰められて不安を払拭できなかったり、あるいはとても敏感な性質だったりしたら、その時点から信頼関係を築くのが難しくなり——不安定な愛着と呼ばれる——生涯ずっと、他人に情動的に不安定な愛着を持ち続けるパターンにつながるかもしれない。

生後一八か月くらいで、赤ん坊に自己意識が芽生える。基本的な形の自己認識——視覚的自己認知——は、ミラー・テストと呼ばれる簡単な実験で確かめられる。このテストは現在、基本的な自己認知を調べる方法として認められている[3]。それは被験者（動物や子ども）の鼻の頭に赤い印をつけて、鏡を前に置くというものだ。赤い印は鏡に映さないと見ることができない。もし動物や子どもが自分の鼻をさわって赤い印をぬぐおうとしたら、鏡に映るものは、自分の〝像〟である（しかし実体ではない）と認識していることになる。このテストにパスすると、自己認知を備えているとみなされる。人間の子どもは、自分自身の内観的な世界にいて、鏡の中にいるわけではないという感覚を持つ。一方、もし鏡に手を伸ばしてそこに映っている像の赤い印をぬぐおうとしたら、自己認知を備えていないとみなされる。つまり鏡の中にいるのは、映った像ではなく、他者だと思っているのだ。人間の子どもは、成長する間に、次のような段階を踏んで学習する。まず、鏡に映っているのは別の子どもではないことがわかり、次に、鏡は自分のすべての動作を真似すること、さらに、鏡のうしろには誰もいないことがわかる。こうしてようやく、そこに見えているのは鏡に映った自分の姿であることを理解するのだ。

あなたが犬を飼っていたら、犬は最初の段階を超えることはないと知っているだろう。犬はガラスの扉に自分が映っているとは思わず、わが家の人懐こい犬のネリーのように、前足でガラスをひっかき、ガラスの扉から出て、庭にいるように見える犬と遊ぼうとする。ネリーは自分の鏡像を認識できず、そこにいる犬と遊ぼうと、必死で外に飛び出す。ネリーが外に出てあたりを見回しても、犬がいないことに驚き、しばらく耳と尻尾を立てているが、やがてあきらめて何か別のことをする。高度な他者への意識があり、私たちの感情や、意図さえ感じ取れるにもかかわらず、ネリーはこのような形の自己認知を持たない。学ぶこともできない。そのための神経構造がないのだ。

数は限られているが、ミラー・テストにパスする動物もいる。たとえばオランウータン、ボノボ、チンパンジー、ゾウ、クジラやイルカなど海の大型哺乳類などだ。[4] これらの哺乳類は高度な自己意識を持っていると考えられていて、私たちは、人に近いという理由で、それらにふさわしい敬意を払っている。最近では、カササギの前に鏡を置くと、自分の首につけられた赤い印をつつくことが示された。[5] 赤い印を消そうとして、くちばしと爪でつつくのだ。カササギがとても賢く、人が見ている間はいたずらをしないことを知っていれば、これは驚きではないかもしれない。カササギでのこの発見は、自己認知——自伝的記憶と高次の意識の基盤——は、人間やその進化上の祖先だけに備わっているものではないことを示している。

他者からの分離

『シーシュポスの神話』で、アルベール・カミュは次のように書いている。[6]

もしぼくが樹々《きぎ》にかこまれた一本の樹であれば、動物たちにかこまれた一匹の猫であれば、その生は意義があるだろう、というかむしろ生に意義があるかどうかという問題そのものが存在しないであろう、その場合ぼくはこの世界の一部であるのだから。……すべてによって対立しているこの世界そのものであるだろう。……そして、世界とぼくの精神とのあいだのこの葛藤《かっとう》、この断絶の本質をなすものは、それについてのぼくの意識以外のなにものであろ

うか。（引用は清水徹訳による）
　カミュは、前世紀の実存主義哲学者の多くがそうだったように、自己認識と意識の概念の問題に取り組んでいた。私たちは「樹々にかこまれた一本の樹」でも「動物たちにかこまれた一匹の猫」でもない。私たちは「世界とぼくの精神との断絶」を直感的に理解している。世界はそこにあり、そして人間であるあなたは、自分だけの内受容的な世界における、外受容性の世界への扉のうしろから外を見ている。自分は世界からだけでなく、他者からも分離していると理解している。自分は自分であって他の何者でもないと感じるなら、他者は分離しているはずと考えるのが当たり前に思えるかもしれないが、それは重要なポイントでもある。自己意識と、その結果として生じる他者からの分離の感覚それ自体が一つのプロセスであるとわかるのは、精神障害などでそれが失われたときだけなのだ。ほとんどの人はそれをいつのまにか、経験的に理解している。あなたが何かを考え、感じ、行なうとき、それをしたり感じたりしているのはあなたであるとわかっている。あなたの思考や感情には多くのことが影響を与えているかもしれないが、もともとはあなた自身の頭や体から生じている。
　統合失調症はしばしば、自分の感覚、情動、行為ですら、自分のものでないと感じる病気である。経験は自分の中から生じていないように思え、患者はたいていそれを他人や何か他のものの経験と考える。自己の認識は人間の経験の根本なので、不可避で無意識のものとみなされるかもしれない。経験はすべて主観的だと考えれば、経験に〝主観的〟という形容詞をつけるのは過剰に思えるかもしれないが、統合失調症ではそれが欠如していることを考えると、経験という現象について新たなひらめきを与えられる。

ハンナは統合失調症と診断され、私が何年も前に治療を担当した患者だが、内的な経験が他の誰かのものであると感じているようだった。彼女のことはずっと心に残っているのだが、その理由はすぐにおわかりになるだろう。

ハンナ

ハンナは若い女性で、入院する数年前からおかしな行動をとるようになっていた。友人や家族から離れてカルトのような集団に入り、やがてそこからも離れて世捨て人のような生活をしていた。

私が彼女の治療を始めたころ、彼女はある家の地下に閉じ込められている子どもの痛みや苦しみを経験していると思い込むようになり、やがてそれは揺るぎない確信に変わった。たとえば身体的苦痛、息苦しい感覚、苦しみの感情など、奇妙で不快な内的感覚を味わっていて、それは閉じ込められた少女のものだと考えるようになった。その子の身体的、情動的な苦痛をテレパシーのようなもので伝えられているのだ、と。そして何度も警察に行って、その少女のことを告げた。何度か調査がされたが、彼女の話を裏付ける証拠は何も見つからなかった。ある日、彼女は道路の向こうの家の住人を見たとき、それが小児性愛者の暴漢だとすぐにわかった。

このようなとっさの気づきは、小さい墓を見て赤ん坊がそこに埋められたと気づいたエディスの経験（第1章）と似ているが、精神病の経験の特徴である。私たちはこれを〝妄想知覚〟と呼ぶ。何かを見たとき（墓でも隣人でも）、並行して唐突でゆがんだ、誤った認識を持つのだ……墓が赤ん坊の墓で、近所の住人は邪悪な小児性愛者である、と。ハンナの話に戻ろう。

ハンナは近所の住人たちと警察に〝小児性愛者〟の正体を告げた。この時点で、彼女の病状は抑えられず、家族とコミュニティはもう打つ手がなくなった。彼女は意に反して治療のため私たちの病院に収容された。入院にさいし、ハンナは自分が経験していること――声、精神的苦痛、内的感覚――はその子の経験であり、誰も信じてくれないことに深い怒りを感じ失望している、と強く語った。投薬も拒絶した。テレパシーの経験を奪われ、その子を切り捨てることになるから、と。ハンナはこの数年前に、同じ妄想体系で強制的に入院させられていた。前回の入院では、私たちの見方からすれば抗精神病薬の効果があって異常な感覚的経験はなくなった。しかし彼女は退院後、薬のせいであの子と意思疎通する力を失ってしまったと考えて薬を飲むのを止めてしまった。薬の効果が体から消えると、再びあの子から話しかけてくるようになった。再び入院してきたときハンナは、薬で抑えられていたが、自分には〝第六感〟があると信じていた。

入院して最初の数時間、投薬についてハンナと延々と話し合いをしたが、説得することはできなかった。あの子には自分が必要で、小児性愛者の正体を暴かなければならない――薬を飲んだら子どもが危険な目に合う、と。私たちは本人が望まなくても投薬し長期入院させ、回復して妄想に悩まず社会復帰する可能性を高めることが、ハンナの利益にかなうと判断した。私たちが病棟のオフィスで、彼女の看護計画について、すぐに抗精神病薬を筋肉投与することから始めようと話し合っていたとき、若い男性ナースが青ざめた顔で飛び込んできて、ハンナがベッドの上のカーテンレールで首をつったと告げた。ハンナはトイレにいくと嘘を言って、ナースがトイレの外で待っているあいだ病室に戻って首をつったというのだ。私たちはベッドに彼女の走り書きのメモを見つけた。そこには「これで信じてくれるでしょう。あの子を助けて」と書かれていた。

その後の数か月で、私はハンナの主観的経験を、自分の頭の中で何度も組み立て直した。彼女は死んだ。それは彼女からすると、子どもを救うためだった。子どもから何年にもわたって伝えられていた強烈な感覚的経験を、どうして忘れられるだろう。起きている間はそれが彼女であり、意識はすべてそこに向けられ、記憶の材料となっていたのだ。薬と可能な治療を行なえば、少女からの連絡を切り捨てることになる。彼女にとって、閉じ込められた子どもを見捨てて生きる価値はあったのだろうか。それとともに生きていけたのだろうか。他の人に信じてもらうには、自ら命を断つしかなかったのだろうか。また二回目の強制入院で、自分は重くて治りにくい精神的な病気ではないかという思いにひどく苦しんでいたのかもしれない。もしそうなら、彼女は自分の頭がおかしくなったと感じていたとも考えられる。精神病の症状が緩和したとき、そう話した患者が何人かいた。どちらの考えも、耐えがたいものだったのかもしれない。ハンナのケースは、異常な外受容性や内受容性の感覚を抑えるのに、やはり抗精神病薬は有効であると実証したが、投薬が長年にわたり蓄積された精神病の経験を消すことはなかった。当時、私はその重要性をわかっていなかった。抗精神病薬は精神病を抑制できるが、記憶は抑制できない。ハンナはまた、個人的な記憶は、それを通して現在の世界を理解する、その人にとっては唯一のフィルターとなることを教えてくれた。

ハンナは自分の内受容的な感覚状態を、自分以外の人（妄想上の少女）に起因するとした。それがハンナ自身ではなく、その少女のもののように感じていたのだ。精神医学ではこうした経験を〝つくられた情動〟〝外来の情動〟と呼ぶ。第I部ですでに説明したように、私たちは自分の情動を、脳の隠れた皮質、島を通して解釈する。トロントの科学者のグループが、てんかん治療のため神経外科手術を受ける直前の患者で、痛みの感覚を調べる実験を行なったところ、人間の痛みの感じ方について驚くべきことを発見した。[7] 脳の情動／感覚の回路を調べるのに痛みがよく使われるのは、比較的、認識が簡単なため、実験で測定しやすいからだ。トロントのグループは、大脳辺縁系の各部を脳の前頭前野に接続する大きな神経経路の一部を外科的に切除する直前の患者の、一個の細胞を記録した。この経路は帯状回と呼ばれる。海馬、扁桃体、島を、前頭前皮質につないで全体に同化させる経路である。

研究グループは、患者の皮膚を弱い痛みを感じる程度に刺激して、痛みの感覚が島のニューロンを発火させることを発見したが、それは予想されたことだった。彼らを驚かせたのは、実験者の指を針で突くところを見ているときも、患者の〝痛みニューロン〟が発火したことだ。その後の神経画像研究で、脳の中には、自身の経験する痛みの場所がマッピングされている島から始まる痛みの経路があり、これが、他者の痛みがマッピングされている帯状回へと回ってから、前頭前皮質へと伝えられると断定された(8)。痛みのニューロンは自身の痛みおよび他者の同じ痛みに反応した。自分自身の情動を認識する神経系は、他者の感覚を認識するのに使われるものと同じなので、それは〝情動のミラー・システム〟と呼ばれる(9)。私たちは実際に他人の感覚がわかる《フィール・フォー・アザーズ》が、それは自分自身の感覚から生じる(10)。島と帯状回の情動のミラー回路は感情移入しやすい人のほうが活発で、逆に他人に共感しにくい人、反社会的あるいは精神病質の人ではそれほど活発ではない(11)(12)。私たちは精神病質者の行動を非難するが、彼らが生まれつき経験できないことを学習するよう彼らに教えるほうが生産的だろう。他人の感情を理解するために島が果たす重要な役割は、進化における島の発達と一致し、コマドリからイヌ、そして人間へと、情動の認識や他人への共感といった能力が高くなるほど、島は大きくかつ複雑になる(13)。哺乳類の中でさえ、島の構造と組織には大きな違いがある(14)。

　情動のミラー・システムに関わるネットワークは社会脳と呼ばれることもある。私自身は脳の機能を〝社会脳〟、〝情動脳〟、〝思考脳〟などと区分けすることにはあまり賛成できない。なぜなら情動、記憶、認知の基盤となる回路は相互接続しているからだ。それらの経験は脳の回路という点からは分けることはできず、濃密なネットワークを形成しているので、私たちは統合されたものとして経験する。とはいえ脳を区分けするそうした慣習は、脳全体のネットワーク内にある鍵となる回路に注目すれば、特定の機能の問題（この場合は情動の原因の勘違い）を説明できるという事実を理解するのを助けるかもしれない。自己と社会認識とのつながりに、島－前頭前野の回路が関わっていることを示す最強の証拠は、前頭側頭型認知症という脳の病気にある。[15] この病気では、島から帯状回への神経回路のはっきりした萎縮によって、自己認識力と社会的スキルが大幅に下落する。

統合失調症に比べると、自閉症スペクトラム障害（ＡＳＤ）で生じる感情状態を理解する難しさについては、一般的に認知され共感を得ている。ＡＳＤはとても診断の幅が広く、私を含めて多くの臨床家が、幅が広がりすぎて、障害を持たない個人の性質まで取り込んでしまっていると感じている。本当のＡＳＤでは、自分の感情を認識したり、他人の感情や意図を読んだりするのが困難で、社会・情動の認識に障害があることが重要な要素である。ＡＳＤと診断された人では、島－帯状回の領域の活動が低下することが証明されているが、自身と他者の情動の解釈におけるこの回路の重要性を考えれば、それは予想されたことだろう。[16] 統合失調症では、ＡＳＤに見られる情動の認識の不調とは根本的に違う何かが起きていることは、強調しておく必要がある。ＡＳＤでは社会・情動の認識の全体的な障害があるが、統合失調症では自分と他人の内受容的経験が完全に混乱する。

精神病患者が経験するつくられた情動の混乱を、他者への共感と混同してはいけない。他者への共感は、ほぼ誰もが経験する。統合失調症における、自分の中で生まれた情動を他人のものと誤解する、ハンナのようなケースは、情動のミラー回路に問題がある可能性を示唆している。ロンドン大学ユニバーシティ・カレッジのレイ・ドランは約二〇年前に、統合失調症の患者では、この回路に異常があるという仮説を立てた。[17] その後、彼の考えが実験で確認され、現在ではさらに、島から前頭前皮質への経路のニューロンの働きが混乱していることを示す証拠がいくらか示されている。[18][19] 一部の統合失調症患者の、ある家族性の遺伝子がこの経路の減少と関わっているという発見も、この考えを支持している。[20][21] この仮説は推測の域を出ず（精神障害の神経メカニズムに関するものはほとんどそうだが）、統合失調症の症状を引き起こす多くのメカニズムの一つにすぎない可能性が高い。ハンナのような、自分の感情を他者のものと感じる経験は、重い統合失調症の一般的な問題のパターンの一部をなしている。統合失調症では感情だけでなく、思考や行動までも、他人あるいは外からの力によって植え付けられたもので、自分の中で生じたものではないと感じることもある。

鏡の国のアリス

『鏡の国のアリス』（一八七一年）は自己と他者のシステムの混乱をファンタジーとして描いている。ルイス・キャロルがこれを書いたのは、意識変容ドラッグを摂取した自身の経験からなのか、原因不明の精神病的な経験からなのか、一九世紀後半に起きた意識についての関心の高まりにともなう内的な探求心からなのかが、議論の的になってきた。キャロルが、なんらかの形で精神病的な経験をすることなく、どのようにしてこれほど真に迫った描写ができたのか、想像するのは難しい。アリスは自分以外の何者かに支配されているかのように、架空のチェス盤の上を、あるときはポーン、あるときはナイトの動きでジグザグに動かされ、クイーンの力で自分の意見をはっきり言うのを邪魔される。彼女は自分が赤の王の夢の中の架空の人物としてしか存在せず、目を覚ましたらいなくなるのではないかと心配する。彼女はある意味で、他の人の影として存在している。ハンナが囚われた子どもの影だったように。

アリスには次に何が起こるだろうか。ナイトが彼女を抱え上げて、前後左右に動き回るのだろうか。女王がいらいらして、彼女の考えを盗んで自分の考えと取り換えたために、アリスが女王の首を絞めるのだろうか。あるいは女王を絞め殺すよう王に命令されるのだろうか。そのような状況では、妄想にとりつかれたり他人に怒ったりするのは仕方ないと思える。自分の行動がコントロールされるというアリスの経験——彼女の場合は人格を持つチェスの駒によって——は、〝つくられた行為〟と呼ばれる。ルイス・キャロルがつくられた思考と行為のシステムのメタファーとして鏡を選んだのは慧眼である。彼がその本を書いた一〇〇年後、自己と他者を区別する神経経路がミラー・ニューロンという形で現れることの最初の手がかりが見つかるが、その影響が理解されるには、さらに何年かの時間が必要だった。一九九二年、他人の動作が自分の脳に表われるという理解につながる重要な研究が、イタリアのパルマ大学のジャコモ・リッツォラッティが率いるグループによって行なわれた。[22]

彼らの実験は、サルの脳に電極をつないで、サルが何かをつかむ動作をするときの、運動皮質の活動の記録を調べるというものだった。運動皮質は、ホムンクルスで示されているとおり、脳の表面の感覚皮質の前方にある。運動皮質の特定の細胞の発火は、対応する手の筋肉の動きと一致し、研究者にとってはそれがサルの手の動きに対応する運動皮質の手引書となる。実験中に彼らは意外な発見をした。サルが物をつかんだとき、運動皮質の運動ニューロンが予想通りのパターンで発火するのに加え、運動皮質の前にある前運動皮質の特定のニューロンも発火したのだ。その前運動皮質の〝つかむ〟ニューロンは、運動皮質の対応するニューロンと同時に発火した。このニューロンはどのような働きをしているのだろうか。彼らの発見は、驚いたことに、実験者が自分たちと同じように物をつかむところをサルが見たとき、同じ前運動皮質の〝つかむ〟ニューロンが、運動ニューロンの発火なしでも発火するということだった。前運動皮質のニューロンは、サルが実際に動かなくても、動作を表して動きを本質的に脳に想像させているようだった。パルマ大学のグループはこれらのニューロンを、つかむという動作——サルの想像上のつかむという動作と、他者の動作——に関わる運動ニューロンの動きを映していることから、〝ミラー・ニューロン〟と呼んだ。

運動皮質のミラー・ニューロンは、自分と他者の運動機能を〝表す〟と同時に、自己と他者の動きを区別するシステムの一部を形成する。自己と他者を区別する機能が働かないと、自分がやっているのか、他人が自分にやっているのかわからなくなってしまう。これは恐ろしいことだ。そのような症状に見舞われた人は、人間になったチェスの駒に操られたアリスのように、自分の行動を自分でコントロールできないという経験をするからだ。

ミラーリング、記憶、予測

記憶に関係するミラー・ニューロンの話にはさらに先がある。ミラーリングは学習されるもので、その記憶は類似する経験で刺激されると想起される。運動のミラー・ニューロンは自分や他人の実際の動きだけでなく、動きや感情を予測や想像したときにも反応する。[23] 私が運動ミラー・ニューロンが発火しているのを思い浮かべるのは、ゴールキーパーがゴールポストの間で動いているのを見るときだ。彼らは動きを観察してその先の動きを予測する、極めて高度な訓練を受けている。ストライカーの足、腿、目の小さな動きから、ボールが右に飛ぶか左に飛ぶか、高いか低いか予測できるだろうか。あるいはストライカーがフェイクでキーパーを惑わすだろうか。ペナルティーキックのときは、ストライカーもキーパーも互いのミラー・システムを働かせ、鋭い観察でかすかな動きの予兆を読む。これはミラーリングされた予測のミラーリングという、めまいがしそうな行動だ。現在では、運動のミラー・システムのおかげで、アスリートはメンタル・トレーニングによってパフォーマンスを向上させられることがわかっている。動きを想像することで、運動のパフォーマンスが向上するのだ！

思春期の若者は自分が経験する情動を、他人も経験していることを学ぶ。この知識は生まれつき持っているわけではない。情動のミラー・システムは前頭前皮質に持ち込まれ、統合された作業記憶システムの一部となる。トロントの科学者チームは、帯状回が露出された手術前の患者に、二回以上痛みを与えると、帯状回の痛みのニューロンは針が皮膚に触れる前に反応することを指摘した。自分が痛い思いをすると考えただけで身がすくみ、他人が痛みを感じると想像しても落ち着かなくなるのはそのためだ。

〝つくられた記憶〟

鏡の中にいたアリスは、女王に考えを盗まれ、交換されるという経験もしている。統合失調症の患者がこの経験をすることが多く、それは〝思考奪取〟（アリスの思考が盗まれる）、そして〝思考吹入〟（アリスと女王の考えが入れ換わる）と呼ばれる。そこでは自分自身の脳から生じた思考を、他の人や組織のものと感じる誤帰属がある。私がかつて治療したイーアンという若い男性は、自分の思考が、何者か、あるいは何かに植え付けられたと信じていた。それが何者なのかはっきりとはわからなかったが、だいたいは近くにいる人だと思っていた。その考えはとても不快で、性的倒錯に関わるものだった。誰かが彼を見ると、その人たちに考えを読まれると感じる。イーアンは誰とも目を合わせようとしなかったが、それは目を背けていれば、他人が奇妙で不快な考えに近づくのを避けることができるからだ。鏡の国というアリスのメタファーを使えば、イーアンは王か女王によって頭に思考を植え付けられるだけでなく、目が合った人なら誰にでも、その考えが伝わってしまうと思っていた。彼の母親は私に、息子は鏡に映った自分を見ると混乱して動揺し、自分自身の像に向かってどなり、攻撃しようとすると言った。彼の調子がいいとき、そのことについて私が尋ねると、彼は鏡の中の像が自分とは感じられず、見るのが恐ろしいと語った。彼は鏡の中の自分を見るとき、同時に幻聴を経験していた。植え付けられた思考が、人を傷つける恥ずべきことを言う声が聞こえる。イーアンは病気になった初めのころ、助けを拒んでつらい（精神医学で使われる言葉を用いれば）〝外来思考〟による混乱の中で生きていた。見知らぬ人にバス停で襲いかかり、ようやく強制的に入院させられ治療を受けることになった。彼が他人と目を合わせられるようになるまで何年もかかった。

あるタイプの幻聴——あなたのいないところで話されている、あなたについての話、あるいはあなたに向かって話しかける声——は、統合失調症で特に多い病理的経験である。精神病の患者に聞こえる声は、内語が外の世界にあるものから聞こえてくるという誤帰属が原因であるという、興味深い説がある。(24) 内語とは、声に出さず、心の中で思考のために用いられる言語のことだ。思考より感覚や視覚への反応が多い人にはわかりにくいかもしれないが、たとえば、この本を読んでいる自分自身のことを考えてほしい。あなたは、この文を読みながら、それを理解するために内語を使っているのだ。起きている時間の平均二五パーセントは、内語に関わることに費やされていると推測されている。発話と言語はあまりにも複雑なテーマで簡単に説明しようとするだけでも本書の領域を超えてしまうので、そこには踏み込まず、内語は思考過程の表現であると述べるだけにとどめる。幻聴はその人自身の内語を外部の何者かのせいにすることであるという理論は、精神病的な状態では、自分自身の中から生じたものとそれ以外のものが混乱していることを指摘している。

自分と他者の認識についての統合的な経験を、あえていくつかの種類に分けてみると、情動のミラー・システムを通した自己と他者の認識、動作と運動のミラー・システムを通した自己と他者の認識、主観的な経験としての自身の思考の認識、となる。現在と記憶の世界で、自己意識——自分が自分であるという感覚——を形成するのは、これらのシステムを統合した経験である。

これと自伝的記憶がなぜ関わるのかと言えば、自分についての記憶は子どもが自意識を経験しないと始まらないからだ。何かを存在するものとして記録するには、まず自分を認識しなければならない。統合失調症で誤帰属の経験を持つ人から私たちが学べることは、自分自身の動きを表現するのに使われる神経プロセスと感情と思考は、他者のそうした経験を認識するのに使われるものと同じであり、一貫した経験と記憶を持つためには、自分と他者の経験を区別しなければならない、ということだ。どうやら〝他者〟と区別される〝自己〟の経験をコード化する神経メカニズムが脳には組み込まれているが、統合失調症ではそのメカニズムが壊れているらしい。

精神病的経験の中で何より理解が難しいのは、主観的な経験——その人の感情、思考、行動——が、誰か他の人から起こるという思い込みだ。あなたは他ならぬ自分が、この本のページをめくっているとわかっている。つまり運動についての自己意識がある。あなたは言葉を見て（あるいは聞いて）、それが著者によって書かれたことを知っている。それは感覚についての自己意識があるということだ。誰かが自分の考えを、あなたの脳に内的対話として伝えられるとか、あなたが自分の考えを誰かの脳に伝えられるとか、誰もがあなたの個人的な思考にアクセスでき、それがときとして声として聞こえる、とは思っていない。理屈ではなく直感的にひらめくことがあるかもしれないが、それが他の人や物によって植え付けられたとは思わない。私は何度も、ハンナやイーアンの経験がどのようなものか実感として想像しようとしたが、結局はできなかった。それで私は次善の策（であることを願う）を取り、この異常な体験のパターンと、見ている人にそれがどう明らかになるのかを理解しようとした。私はいまは事態を見て、このような経験が患者に存在しているかどうか、だいたいすぐにわかるようになった。かつてある患者から言われたことだが、すべての精神科医がそうであるように、私は探偵のようなものなのだ。

経験の無秩序

誤帰属と境界の混乱を特にわかりやすく説明しているのが、精神科医であるR・D・レインの研究である。彼の有名な著書『引き裂かれた自己――狂気の現象学』（一九六〇年）で、彼は従来の精神医学は、臨床家の客観的な視点から症状に目を向け、患者の経験を軽視していると明言している。精神病的経験を頑なに客観視しようとする姿勢は、現在の精神医学分野でも歴然と残っているが、臨床現場では少しずつ、主観的経験が重視されるように変わりつつある。症状重視から経験重視へというレインの方向転換は画期的で、彼は初めて精神病患者の生の経験を説明した。「統合された自己と人格を備えた人には……自分が自分であるという確信を持てない人の立場になるのは難しい」。〝自分が自分であるという確信〟の基盤の一つは、自分は自分であり、だから自分なのであると知ることだ。

精神病の経験的側面に対するレインの洞察は、統合失調症への彼の誤った思い込みと、患者への無謀な治療のせいで、かすんでしまった感がある。彼が世間の関心を集めたのは、伝統的な精神医学に反旗を翻し、のちに反精神医学運動と呼ばれる活動の主導者だったからだ。彼は精神病とは、よりよい自己意識と問題解決を目指すその人自身を掘り下げる活動であると信じていた。統合失調症は過去のトラウマが原因で起こるという考えは、一九六〇年代から七〇年代に流行していた。精神病に〝向き合うこと〟ができたら、精神病の治療法が見つかると考えられていた。これはうつや不安や強迫性障害といった（まとめて〝神経症〟と呼ばれていた）さまざまな精神障害は、過去のトラウマが原因で起こり、そのトラウマが明らかになれば、不調は解消するという思い込みと同じである。その目的のため、レインは一九六五年にロンドン中央部に、精神病患者のための治療院を開いた。そこでは患者は精神病薬の投与は止められた。規則も個人の境界線もなく、患者、職員、訪問者（当時の最先端の反精神医学派の有名人が多かった）が、よく一緒にパーティーをしていた。患者は精神病から脱して正気に戻るため、そのための手段と考えられていたLSDその他の幻覚剤を使用した。その後、レイン自身が〝経験の無秩序〟と呼ぶほどの大混乱の中で、二人の患者が屋根から飛び降りて死んだ。それらの自殺事件のあと、センターは閉鎖された。

この治療実験の悲劇的な結末は、完全に予測できた。精神病患者に本当に必要なのは、個人の境界線を強化すること、彼らに欠けていた〝自分が自分であるという確信〟を構築することで、精神病によって壊された自己－他者の境界線を、さらにばらばらにすることではなかった。統合失調症の治療に抗精神病薬を使う効果については、科学的、実験的な証拠が揃っているにもかかわらず、いまだ反対する少数の精神科医と、多くのシャーマン気取りの自称ヒーラーがいることは、知っておく必要がある。この対立的なスタンスは医学のすべての分野――たとえば腫瘍学――で存在するが、精神科で特に多いのは、文化的バイアスと、精神病の患者が自分は精神病であるという自覚を持ちにくいからだ。私たちの誰も、自分の脳の外には出られない。感覚皮質に伝えられ、そこからさらに高次の脳で統合された感覚情報の意味を理解しようとすることしかできない。

いま思えば、レインが精神病のまとまりのない世界を説明できたのは、彼自身の経験をつぶさに観察していたからなのは明らかだ。彼はおそらく、一九六〇年代のカウンターカルチャーで支持されていた幻覚剤とアルコールの濫用で、著書に書いていた境界があいまいになった状態を経験していた。なんにせよ、彼のロンドンでの実験は、シャーマン風セラピストの治療と同じで、すでに精神病を抱えていた患者に、不必要な苦しみをさらに増やしただけだった。

ミラーリングと記憶

ミラー・システムが働かないと、外の世界からのインプットをうまく統合できず、その後のストーリーに一貫性がなくなることがある。たとえ結果として現実の意味が生まれなくても、脳ではずっと樹状突起がつくられ続ける。なぜならそれが神経メカニズムの働きだからだ。脳が組織づくりをやめないのは、インプットされるものには合理的で包括的な意味がないからだ。記憶が形成され続けるのは、細胞集成体が海馬でまとまり、まさに脳の生物学的活力である、ダイナミックな接続を続ける皮質へと運ばれるためだ。慢性的に精神病的経験をする人は、時間がたつ間に、その経験を説明するある種のナラティブをつくりあげる。他人の声が聞こえることを説明するためのハンナのナラティブは、囚われた子どもからのテレパシーによる呼びかけだった。こうしたナラティブは、表面的には筋が通っていることがあるが、細かく調べてみるとすぐに論理が破綻する。精神病であろうとなかろうと、主観的経験が、複雑な神経接続網に生物学的に埋め込まれたもの、それが記憶である。現在の経験が関連づけによって記憶のネットワークに組み込まれる基本原則は、一般的な経験と同じように精神病的な経験にも当てはまる。そして時間がたつにつれて、精神病患者の記憶とその人の世界の中での在り方は、しだいに共通の現実から離れていく。誤った経験の網は緻密になり、通常の共通現実に戻るのがどんどん難しくなるだろう。

この章では、記憶のない幼児期から自己認知の始まりまで、自伝的記憶の源泉と、系統発生的に自己認知がどのように進化し、幼児の神経発達に影響しているのかを追ってきた。自己認知は〝自己〟の自覚と分離の始まりにすぎず、その後も一生涯、成長は続く。自己認知が始まった子どもにおいて、その後どのように自己認識の高度なシステムと、他者も同じ特性を持つという感覚が発達するのかは、まだ明確になっていないが、記憶の組織が複雑さを増すのに合わせて成長している。次はその複雑さの発達について見ていこう。

第10章　生命の木――樹枝状成長と刈り込み

存在するということは変わることであり、変わることは成熟することであり、成熟することは自分をずっとつくり続けることだ。

――アンリ・ベルクソン

世界での人の在り方は年齢を重ねるにつれて変わり、そのプロセスは生まれたときから始まる。これは脳が成長して、世界（外の世界と自身の内受容的世界）の理解のしかたがどんどん複雑になるからだ。記憶システムの組織の成長は、人生のそれぞれの段階の特徴をなす主観的知覚パターンの変化に見られる。人間の記憶の一般的なライフサイクルのパターンは、脳全体の構造の変化のパターンに反映されている。脳のシステムの構造的、機能的変化は一生涯続くが、幼年期の変化のほうが根本的なものであり、一般に大人になったときの生活の方向性を決めるという意味で重要である。まず比較的単純な脳の記憶システムの成長を見ていこう。私はそれをベートーベン現象と呼んでいる。

ベートーベン現象

ベートーベン（一七七〇～一八二七）は二〇代から聴覚を失い始めたが、死ぬまで作曲を続けた。特に聴覚障害が深刻だった時期につくられた曲の中にも、彼の最高傑作とみなされているものがある。音がほとんど聞こえないのに、なぜ彼は作曲ができたのだろうか。その答えは検視で明らかになった、彼の難聴の原因となった脳の部位、音を外界から脳の聴覚皮質に伝える聴覚神経にあった。ベートーベンの聴覚神経には異常があったが、音、音符、曲、音楽を記憶する聴覚皮質に損傷はなかったのだ。

音楽を聴くときには聴覚皮質が発火する。音楽を想像すると、聴覚皮質に加えて前頭前皮質も発火する。[1] 頭に描かれる曲は、前頭前皮質から聴覚皮質に伝えられた音の記憶なのだ。外の世界からの音が次第に聞こえなくなると、ベートーベンは代わりの神経を通して音を聴いていた。聴覚の皮質と前頭葉のダンスが、バーチャルの音楽をつくりあげたのだ。ベートーベンは聴覚の経験が皮質の記憶システムへと変換されること、そして皮質の記憶が前頭前皮質で、ある種の〝内的〟感覚の経験として演奏されうることを示したすばらしい例である。彼の天才的な創造力は、音符とそれを美しいパターンに配置する、驚くほど複雑な皮質の表現から生まれたのだ。

ベートーベン現象は、一般に経験される現象の高度に発達した例だ。ごく幼い時期の厳しい音楽的訓練のおかげで、彼の聴覚皮質には音楽性のニューロンの迷宮ができあがった。感覚記憶を集めて整理するプロセスは、幼児期に急速に拡大する皮質ネットワークで行なわれる。子どもは感覚の世界に浸っていて、より整理された皮質で発達する、抽象化のための〝早道〟は比較的少ない。抽象的思考ができないのは、子どもの話し方に現れる。次々と出来事が語られ、そこには特に意味を与えられておらず、子どもはイメージをそれが起きた順に記憶し、同じ並びで思い出す。文脈も意味もない幼児の消化されていない心象のアウトプットには、喜びにあふれたナイーブさがある。子どもの世界は常に新しく、あらゆることを大人よりも直接的に感じられるのだ。では、子ども時代の感覚学習が拡大する時期に、神経回路では何が起こっているのだろう。

現在では、認知と行動の発達の段階が進むにつれて、脳の構造が目に見えて変化することがわかっている。認知と行動の変化は記憶システムより文化的によく知られているが、認知と行動の変化の根底にあるのは、記憶組織の変化である。成長中の幼児は、脳の発達段階に合わせたやり方で教えられる。母親の乳首から自分の足まで口に入れて味わって確かめ、触覚、視覚、聴覚で学ぶ世界にいる幼児は、単純な感覚情報――物や人の名前、色、音――を教わっているのだ。この時期、脳の感覚システムが急速に変化し、その変化は感覚皮質の大きさの増大に見ることができる。

カリフォルニア州のUCLAとメリーランド州の米国精神保健研究所の調査では、四歳から二一歳までの被験者一三人について、脳の変化を調べる長期的な追跡調査が行なわれた。[2] そこでは、子どもから若者までの皮質の発達を、連続的な脳の神経画像撮影でマッピングしている。被験者によって大きなばらつきがあったが、系統発生的に古い動物から新しい動物への、進化上の脳の発達に従う共通のパターンもあった。一般的なパターンは感覚皮質と運動皮質が大きくなるところから始まる。これは比較的シンプルな感覚と運動の学習が急激に増大することを反映している。

その後、さまざまな感覚皮質で神経接続が複雑になり、多感覚による知覚が発達して、聴覚、視覚、触覚、味覚、嗅覚が統合されるようになる。やがて子どもは、吠える声が聞こえるとその音がするほうを向き、イヌがそこに見えることを期待する。奥行知覚、いわゆる3Dビジョンは、複数の皮質領域（視覚と方向の情報を含む）の組み合わせの好例である。生まれつき目が見えない人が3Dを想像できないのは、3D知覚をつくりあげるのに必要な情報のインプットがないからだ。視覚芸術の発達、個人の神経発達に見られるように、知覚は学習するものなのだ。

脳の発達で二番目に重要な側面は、ニューロン間の樹枝状接続の〝刈り込み〟である。なぜそう呼ばれるかと言えば、果実がよくなるよう枝を切り戻すプロセスと似ているからだ。ニューロンが刈り込まれるのは最大限に正確なアウトプットをするためだ[3]。知識が増えるほど樹枝状接続も拡張すると思うかもしれないが、直感に反して、人は樹状突起が過剰な状態で生まれ、生後一年間はその過剰生産のプロセスが続く。細胞レベルでは、小さな赤ん坊のニューロンが過剰に接続し、感覚のインプットが多すぎて、ニューロンがでたらめにすべての方向で発火し、負担が大きくなりやすい。そこで私たちはそれを落ち着かせ、シンプルな感覚情報を知らせる。方向性を絞り、抑制するのだ。感覚ニューロンはこの短期間の拡張のあと、まっさきに刈り込まれる。それは感覚学習の経験——実際は差別化のプロセス——に表われる。たとえば子どもが木を木として認識し、他の植物とは違うことを理解すると、次はそれが大きな木か小さな木かを学ぶ。その後、冬に葉を落とす木もあれば、葉は緑のままの木もあると学ぶかもしれない。そうした木を見分け、葉の形や大きさ、枝の伸び方、樹皮、花や果実、それらの組み合わせから、木の種類がわかるようになるかもしれない。この時点では、皮質のネットワークが適切に発達し、木のパターン認識、そしてさらに重要な差別化ができるようになる。それぞれの要素を細かく調べる必要はない。ひと目でそれが何の木かわかるようになるのだ。

現実が表象となり、どんどん正確になる抽象的な表象として皮質にしまいこまれ、その後は機械的に処理されるようになる。これらの近道は、より正確な情報処理のために必要であり、そうでないと一生ずっと、一本の木を特定するたびに集めた断片的な情報を処理するために無駄な時間をかけることになる。私が住むこの地方では、たいていの人はヒイラギをひと目で判別できる。冬にヒイラギの葉がかさかさと音をたてるのを聞けば、ヤドリギツグミが巣をつくっていると考えるかもしれない。実を食料にできるし、葉のとげで身を守れるからだ。人は多感覚の情報――かさかさいう音、ヒイラギの木の動き――から、以前からの知識をもとに、その場で認識を得る。ヒイラギの音とツグミの間に樹枝状接続が形成されて知覚が生じ、これらの感覚の経験がつながって、遠回りせずに結論を出しやすくなる。アフリカで遠くから白い花をつけたような木を見たとき、私はそれが白い花ではなく羽ばたいている白い蝶だとわかった。〝蝶の木〟の記憶が何年も前に刻まれていたうえ、アフリカで白い花をつける木はあまり見たことがなかったからだ。自動車の音が聞こえれば自動車が見えることを予期し、ディーゼルエンジンの唸るような音ならトラックが、なめらかな音ならレーシングカーが見えると予測する。こうした無意識の知覚や予測が、(第3章で触れた)バージャーが説明している〝ものの見方〟である。

幼児が世界を学ぶと、皮質のニューロンの接続は減少する。感覚皮質の刈り込みは三歳でピークに達し、その後ペースは落ちるものの幼児期の間ずっと続く。脳の前頭前野はもっとあとに、ゆっくりとした速度で発達するが、それは感覚皮質、扁桃体-島、そして海馬からのインプットが集まって整理される脳の重要な部位だからだ。いくつかの領域からの情報が、ここに保持されたあと、巧みに処理されている。それはベテラン曲芸師のようなもので、無言でこっそりと、あるいは活動中の作業記憶の中で、五感でとらえられる世界を超越して、想像したり予測したり、何かを創り出したり操作したりできる。前頭前野が脳全体に占める割合は、すべての種の中で人間のものが最大であり、その発達は進化上の発達——系統学の基礎原則——をなぞっている部分が多い。この領域は思春期から成人早期の間に大幅に発達する。

前頭前野の刈り込み

前頭前野の発達は、小児期後期から始まる前頭前皮質の変化に見られ、この時期にシナプスが刈り込まれて、安定した神経パターンが形成され、世界への理解が進む(4)。刈り込みによって広がりすぎた信号を減らし、信号を差別化する神経経路がつくられ、体系立てられた思考や抽象的推論ができるようになる。大量のインプットの整理が容易になり、脳が発達して、学んだ知識の経路を通しての近道が可能になる。前頭前野の刈り込みは思春期の子どもの脳の神経発達の象徴だが、二〇代、三〇代もずっと継続することが、わりと最近になってわかった。

二番目に大きな変化は、脳が発達する間に起こる白質の増大である。脳には灰白質と白質がある。灰白質はニューロンの細胞体の集まり、白質は細胞体から出ている軸索から成る。信号は軸索から樹状突起へ、そして隣のニューロンへと伝えられる。軸索が白いのは、〝ミエリン形成〟という重要なプロセスがあるためだ。それはミエリンが軸索に巻きついて太くなる――小さなロールケーキのように見える――現象である。

この太い細胞が絶縁体となって、信号が伝わる速度がミエリンのないニューロンの一〇〇倍まで上がる。ミエリン形成によって、信号が軸索を伝わるときニューロンがでたらめに発火しなくなる。またミエリン形成は、信号が目的の方向に進むようにするプロセスの一部でもある。前はかなり散らばっていた信号が統制されるのは、第一に、強化されるシナプスと弱くなってしまうシナプスがあり、第二に、改良された神経の絶縁体が、信号伝達のスピードを上げるからだ。

刈り込みと神経の絶縁体によって分離した経路が発達するということは、ニューロン間の接続の一部が強化される代償に、他が消滅するということなのだ。初期の発達の一般的な図式は次のように記述できる。出生前から生後しばらくは、脳のニューロンは手当たり次第に樹枝状に広がり、基礎的な情報を最大限に取り入れるが、その後、刈り込まれて、小児期の感覚インプットを差別化し、精度を高める。小児期後期には、前頭前野の新しい樹状突起が刈り込まれて、知覚と情動で世界を理解できるようになる。神経の間の経路は、一部は頻繁に発火して強化され、また一部は消滅しながら、比較的、機械的で固定化された解釈が行なえるネットワークになる。(5)

初めに情報を過剰に精密化するパターンは、生涯を通して、新しい情報すべてについて起こる。

新しい領域の知識を得ようと真っ向から取り組む人なら、誰でも覚えがあるだろう。最初は、新規の情報の海で途方にくれて一般化しすぎる期間があるが、それを過ぎれば、新しいテーマについて、整理され状況に合わせた理解が浮かび上がる。知識の拡大のあとに、知識の差別化が行なわれるのだ。

神経発達障害

認知について思春期から成人早期に起こる前頭前野の回路の発達が、本来のように進まない場合があり、近年、刈り込みの不調が発達障害（ASDや統合失調症）につながる可能性に注目が集まっている。統合失調症の典型的な経験や行動は、一般的に思春期から成人早期に現れる。思春期になっていきなり統合失調症になるわけではなく、何年もの間に進行するのだ。予想されるとおり、脳のプロセスが通常のように整理されていないと、作業記憶はまとまりのないものになってしまう。一部の研究者は、統合失調症患者では過剰な刈り込みが行なわれ、ASDでは刈り込みが減るという説を唱えている[6]。ケンブリッジのあるグループの研究では、刈り込みに関わる遺伝子とミエリン形成が、統合失調症のリスク遺伝子であることを示した[7]。まだ推測の域を出ないが、この系列の研究が進化して〝ネットワーク病理学〟と呼ばれるものが生まれている。これは統合失調症の原因と単純に信じられていた、ドーパミンの神経伝達における単一経路の病理とは異なるもので、あとで細かく検証していく。

レイチェルは私が担当した患者で、幼少期に精神病を発症し、感覚インプットが通常のように統合されていなかった。彼女の世界は他の人の世界と異なり、彼女の思考と発話には、意味の継続性がなかった。彼女は自伝的記憶を最低限しか保持していなかった。

レイチェル

レイチェルは私が総合病院で神経科医とともに働いていた時期に紹介されてきた。幼年期から精神病の症状が激しく、彼女自身の安全のために、子どものころから精神科施設で暮らしていた。治療が難しい統合失調症に加え、重いてんかんも患っていた。家族はクロザピンの投与を試すことを望んでいた（それはいまでも最良の抗精神病薬の一つである）。クロザピンが使われるのは、他に有効な治療法がないときだけだ。それは重い副作用があるからで、その一つがてんかんを悪化させることだ。レイチェルはすでに抗精神病薬と抗てんかん薬を投与されていたが、具合はとても悪く、家族は打ちひしがれていた。私たちは彼女を、てんかんと精神病を引き続き監視できる神経科病棟に緊急入院させ、クロザピンの投与を始めた。

レイチェルは私が担当した中で、他者ではなく自分と対話する、数少ない患者のひとりだった。ベッドのそばの椅子かベッドに座り、病院のスタッフが日課をこなしながら話しかけている間、いくつか違う声色で独りごとを言っていた。私たちは毎日彼女に話しかけたが、それに対する反応はまったくなかった。ただときどき口調が冷淡になったり、にらみつけるような表情をしたりすることがあった。当然ながら、私たちは彼女の妄想の会話を邪魔する失礼な相手にすぎなかったのだ。彼女の話し声は、あるときは低い男の声、あるときは女性の声というように、その日の人格によって変わった。会話に意味はなかったが、とりとめのない話の中に一瞬、まわりの世界とのつながりが垣間見えることがあった。あるとき彼女は、自分がジュリアス・〝シージュア〟（シージュアは発作という意味）だと言った。てんかんの発作にかけただじゃれに、私たちは笑い、重い精神病でも彼女本来の性格が形成されているのだろうかと考えた。彼女はマリー・アントワネットであったり、他のヨーロッパの王族であったりした。あるときは自分がグラーニャ・〝ホエール〟だと話した。これは間違いなく、一六世紀アイルランドの伝説的な女海賊、グラーニャ・ウェイルのことだった。

数週間にわたりクロザピンの投薬治療を行なったある日、その出来事が起こった。それについてはしょっちゅう思い出しているので、よく覚えている。私たちがレイチェルの病室に入ると、彼女が初めて私と目を合わせ、はずかしそうにほほえみながら「おはよう」と言ったのだ。私は動かずにじっとしていた。そこにいたみんなが立ちつくし、いま何かが起きたようだがそれを信じることができないという顔をしていた。私は彼女に朝食に何を食べたか……気分はいいか……よく眠れたか……病棟は気に入っているか尋ね、短い会話をした。彼女は適切に反応し、一日目にしては十分な会話ができたと感じられたとき、私たちは病室をあとにした。

その後すぐ、チームのみんなが神経科病棟の廊下で互いの顔を見合わせ、何も言わずに感動の瞬間を共有していたのを覚えている。医者になったばかりのころ、私はあまり感情的な反応をしないようにしていたが、それは変化していった。専門家以外の人からすると、変化の方向は逆に思えるかもしれない。苦しみへの主観的な情動反応への対処に最初は苦労するが、時間がたつと客観的な視点を持てるようになる、と。実際に何が起こったかと言えば、私が仕事で経験する強烈な感情を乗り越えるのに一年かかった。一年目はぼろぼろだったが、やがて、臨床医がみんなそうであるように、なんとか折り合いをつけ、ベストを尽くすことを学んだ。そして臨床精神医学の分野で三七年を過ごしたいま、思いがけないときに、以前には感じたことのない感情的な痛手を受けていることに気づく。私たちは、重い病気の人に見られる人間の純粋な忍耐力への敬意で頭を垂れるが、その種の苦しみに対して敵意を持つ世界で彼らが受ける苦しみに、いまはひどく心が痛むのだ。

その後もレイチェルの魅力的で子どものような性格が外に表われるようになった。もともとの自分を取り戻したのは本当らしく、病気から解放されると、架空の人格について何か言うこともなくなった。彼女は自伝的記憶をほとんど持たず、病院にいたことをあいまいな口調で話すだけだった。出来事記憶は乏しくても語彙は豊富で、読み書きもでき、理解力があり、みんなを認識しているようだった。病気が治まってしばらくして、レイチェルは地元の精神病院へと戻されたので、私たちは、彼女が子ども時代の閉じて混乱した世界から抜け出して、クロザピン治療によってどうにか解放された脳が統合されるまでの、すべてを観察する機会はなかった。しかし彼女の母親は、私がそこの相談医を辞めるまで、手紙を書き続けてくれた。レイチェルは回復を続け、私たちの施設から地元の病院へ移った数か月後、再び家族と暮らすようになった。

レイチェルの脳は、異常な感覚および（あるいは）感覚信号の支離滅裂な統合の混乱でめちゃくちゃだった。彼女の記憶ネットワークは、外界からの神経インプットをまともに処理したり、筋の通ったナラティブ――あるいはどんなナラティブでも――を組み立てたりできる組織ではなかったのだ。レイチェルの脳には、そうした通常の記憶組織が欠如していたことは、脳のネットワークの発達のしかたが、自伝的記憶、作業記憶の土台であることを示している。自分の経験を筋の通った形で記録できるようになるまで、レイチェルは本当に自分が何者かわからなかったのだ。

いまでは、なぜ彼女がクロザピンの効果で、思考障害や幻想といった長期間続いていた異常な経験から解放されたかもわかっている。抗精神病薬の効き方について尋ねる人は、だいたい続けて「それはドーパミンと関係ありますか?」と尋ねる。ドーパミンは大半の人にとって、〝報酬〟の神経伝達物質としてなじみがあるだろう。世間では一時期、楽しいことについての話には、ほぼ常にドーパミン放出についての言及があり、すべての人間の快楽に共通する神経回路のように語られていた。ドーパミンが快楽全体に関わっているという考えは単純化が過ぎていて、ほぼありえない話である。脳の神経伝達物質にドーパミンが占める割合は約一パーセントにすぎないのだから。経験や行動を説明するために、神経伝達物質の働きを一般化したくなるのはわかるが、だいたいは間違っている。

ドーパミン回路が報酬に関わる役割があるのは確かで、それはおそらく、多くの脳の報酬プロセスの最後の共通経路であるからだ。しかし無数の回路がドーパミン回路に集まり、そのすべてが報酬を伝達する可能性があるので、そのどれかに問題があることも考えられる。ドーパミンは、チョコレートを食べる快楽や、ヘロインによるハイな状態、オーガズム、アルコールの酔いなど、いわゆる〝ヒット〟を生じさせることはない。しかしヒットを記憶に刻みつけるのは、経路の神経伝達物質なのだ。すべての抗精神病薬に共通する作用はドーパミンの伝達を減らすことである。そのために統合失調症の原因はドーパミン放出システムが過剰に活性化するため、という理論が何十年も主流をなすことになったのだ。ドーパミンを減らすことが抗精神病薬の治療効果とどう関わるかについての私たちの考え方は、まだ推論ではあるが、覚えやすくまとめるとすれば、前頭前皮質へ伝達される感覚情報をフィルタリングするプロセス、ということになる。フィルタリングされて統合的な脳へ伝えられた情報は、もっと首尾一貫した形でまとめられると考えられる。

神経科学の発達によって、脳はニューロンが接続され絡み合った、不可分のものであると理解されるようになると、統合失調症はドーパミンの神経伝達が活発すぎることから起こるという単純な説明から、それは通常、脳の発達中に始まるネットワークの形成に混乱が生じたためであるという説明へと変わりつつある。(8) 私は一九九〇年代に、ロビン・マレーのおかげで、神経発達に関する先駆的な研究を知った。彼は世界でもトップクラスの学者で、神経発達についての考えを精神科における神経科学、そしてのちに主流の精神医学に持ち込んだ。統合失調症の典型的な行動は、一般的に思春期から成人早期に現れるが、思春期に突然、始まるのではなく、長年にわたって進行している。ロビンがキングス・カレッジ・ロンドンの精神医学・心理学・神経科学研究所の所長だったとき、私が精神科の講師をしていたのは幸運だった。彼は上着の胸ポケットに小さなノートを入れて持ち歩き、それに私たちの患者の生年月日を記録していた。患者が一九五八年生まれだと、彼はことさらに興味を示した。それはその年にインフルエンザが大流行したからだ。彼はインフルエンザのウイルス、あるいは母親の免疫系からのたんぱく質が、発達中の胎児の脳に入り、特に神経伝達物質のドーパミンを使う前頭前皮質の神経回路に誤配線をもたらしたのではないかと考えた。ドーパミンを使う前頭前野の回路は、成人早期に大幅に成長し、その結果、脳の問題はドーパミン回路が思春期に再編成されるまでは実際に現れず、統合失調症のような病気につながる可能性がある。(9)

子宮内のウイルスがある種の統合失調症を引き起こすという考えは、当時は突飛すぎると思われていたが、その後の研究で、出生前の環境が神経の配線の土台をつくる要因の一つであり、統合失調症はおそらく脳の神経経路の発達障害であることが確かめられている。重要な点は、統合的な回路の誤配線、誤発火が起こる原因はいくつもあるということだ。たとえば妊娠中の感染症、発達初期の脳の損傷、幼年期の虐待やネグレクト、幼年期から思春期の薬物乱用などだ。その後、免疫系の効果、神経系の点火と抗体形成が、神経科学の主要テーマとなった。また精神病は、脳のまちがったたんぱく質をコードしているＤＮＡ配列が原因で起こることがあるのも確かだろう。もっと可能性が高いのは、小さな原因が重なって、脳のネットワークが一定レベルにまで発達できないというケースである。(10)(11)

抽象化と想像力

私たちは、識別学習のパターンを積み重ねているということをわかっている場合もあれば（たとえば木について学ぶときのように）、直感の土台となる知識——正しかったり大まかだったり誤っていたりする——をわかっていない場合もある。アンリ・ベルクソンは、自らの主観的観察と内省に基づき、直感の土台は記憶であると信じていた。そして彼は正しかった。直感的な知識は単なる推測だと思うかもしれないが、ただのあてずっぽうではない。それは身についている隠れた情報が基礎にあるのだ。自分が何かを知っているのはわかっているが、なぜ、あるいはどのようにしてそれを知ったのか確信が持てない。ヒイラギの木で音がするのはヤドリギツグミがいるからという直感は、皮質で関連づけられた記憶の層を土台として築かれていて、その組み合わせを見たり聞いたりしたときに活性化する。直感というのは、作業記憶の神経パターンへと送られているインプットからのアウトプットなのだ。

理論的に考える、情報を抽象化する能力は、前頭前野の刈り込みと合わせて発達する。成人早期のミエリン形成が進むにつれて、情報はより永続的な神経パターンにまとまっていき、この世界における一般的な在り方について、思考、想像、感じ方が比較的、固定化されていく。前頭前野のミエリン形成とともに、抽象的な情報を使って近道する能力が備わる。

成人が年を重ねるごとに、推論と予測能力が高まり、感覚機能は衰える（重要なのは、感覚的な判断力は低下しないことだ）。成人中期から後期にかけての脳の変化はまだあまりわかっていないが、海馬が小さくなり効率性も低下することは知られている。これは外受容性の世界から抽象的な内的世界へというりねりの一部である。ここで重要なのは、いまの時代、感覚障害の治療法（白内障除去や聴覚補助）が向上しているため、初老期にこうした衰えはあまり起こらないということだ。

年配者と深い知識

成人期から老年期へと移行するときに起こる、思考パターンや世界での在り方の変化には、若いときの全面的な知覚拡大から、大人の直感力や高度な創造性や知恵へといった、記憶のダイナミクスの変化が反映されている。皮質は年齢を重ねるにつれて薄くなっていく(12)。この変化の利点はまだあまり注目されていないが、これは寿命が伸びると変わる可能性が高い。年をとると、感覚情報が脳に押し寄せてくることはなくなる。だんだんとそれほど注意しなくてもたくみに処理できるようになるのだ。大人は、情報が知らないうちに処理されて、何十年も住んで当たり前になってしまっている自然の美しさや都市の活力の、ありがたみを感じなくなるかもしれない。子ども時代の日常に戻り、生きた世界を解釈するのではなく、シンプルに経験するのは楽しいだろうと思うことがあるかもしれない。しかし私たちは必ず、子どものときのわりと単純な理解から脱して、もっと層の厚い成熟した世界の理解へと進んでいく。〝無邪気《イノセンス》〟に対するセンチメンタルな見方もある——文学のロマン主義時代には、失われた無垢さが理想化されていた——が、高度に発達した大人の前頭前野のネットワークにより、理解や予測能力が向上し、全体的に自己効力感と自己実現能力が高まる。知恵がきちんと発達すれば、大きな心の安静を得られ、社会が安定する。民間伝承でも、生活と同じように、知恵があるのはだいたい老人である。

年をとると感覚系は衰え始める。神経生理学的プロセスとしての記憶力は落ちる。年配者は若者に比べると短期記憶が弱いが、問題解決と推定能力は上回る。そこにはトレードオフがあり、抽象化をつかさどる前頭前野の働きが向上する一方で、記憶をつくる能力は衰える。そのために人は、成人初期から後期にかけて、情報を違う方法で処理できるようになる。そのどちらの方法もうまくいく。それらのものの見方――一つは強力な作業記憶に由来するもの、もう一つは深い知識に裏付けられたもの――が足りないところを補い合って組織が機能する。

物理学では、自然界で観察したことから余分なものをそぎ落として、重力、物質、音、運動、エントロピー、現象などの普遍的な法則にできる。自然界のエントロピーを方程式として示すには、想像を超える知恵が必要だが、それこそ、私たちそれぞれがいまの生活を理解するために不可欠なプロセスなのだ。情報をまとめるある時点で、何年にもわたるインプットと継続的な樹状突起形成による洗練で、金線細工のような細かなネットワークが現れる。この時点で深い知識を身につけることができるようになる。無数の経験を重ねて洗練させて得た深い知識と、情報が簡単に手に入り、ひと晩で専門家になれるような、現在よく見られる状況を比べてみてほしい。

病に倒れることなく長生きした人は、最後にはある意味で、世界を感じ、経験できなくなることが多い。感覚系の衰えにより、だんだんと世界から切り離され、感覚世界を手放すときが来るようだ。ありがたいことに、感覚を補助する技術の向上により、そのような状況を以前よりうまく回避し、先延ばしにできるようになっている。人間は弱ると動かなくなり、世界の動きから距離ができる。シャーンドル・マーライは小説『灼熱』で、感覚世界から抽象世界への最後の変化を、繊細な哀愁をこめて説明している。[13]

……すべてがしだいに現実として迫ってきて、私たちはすべての重大さを理解する。すべてがある種の厄介な退屈さの中で繰り返される……それが老いるということ……私たちはしだいに世界を理解していき、そして死ぬ。

この文章が私の心に響くのは、私は何年も地に足がついていない感覚を持っていたことがあるからだ。それは意識下の恐ろしい予感で、いずれ私は生活のパターンを理解し始め、人生の可能性ではなく「ある種の厄介な退屈さ」を感じるようになると思っていた。ところがある日、どういうわけか、私は恐ろしい陳腐さを予感するのではなく、いまこのときの豊かな感覚的世界のありがたみを感じていたのだ。感覚の世界――若さの勢いに満ちた世界ではなくニュアンスに満ちた世界――に戻った人は、ただそこにいること以外、何も望まない。

最後に想像力と創造力について話をしよう。パトリック・カヴァナーが「想像力は記憶の茎につく花である」という名言を書いているが、[14]ここで最初のベートーベン現象の話に戻ろう。耳が聞こえないのにきわめて美しい音楽を作曲できた彼の驚くべき創造の才は、高度に発達した聴覚記憶と、高機能の前頭前野の指揮者の相互作用から生まれた。結局のところ私たちは、ベートーベンのレベルで考えたとしても、果てしなく複雑な、感覚 - 記憶システムによってつくられた一個の構成物なのだ。生きている間の経験は、きわめて複雑で果てしなく枝分かれするニューロンのネットワークの無限の変化以上のものであり、自分自身を超える何かが、記憶や想像力さえも及ばないところにあると感じるかもしれない。実を言えば、この感情は、あなたが〝単なるあなたの脳〟以上のものであると感じさせる神経ネットワークによってつくられている。これは抽象化の究極の妙技である――自分と同じ神経構造を持つ人間の世界の中で、統合された存在として自らを意識すること、自分自身を表現することだ。このあとの章では、さらに高次の意識について掘り下げる。

第11章　自己意識

人間にとって何より興味をそそる概念の一つが〝高次の意識〟である。私たちは高次の意識の経験を、人間だけが持つ聖杯であると思っている。人は記憶を意識から切り離されたものと考えがちだが、アンリ・ベルクソンが書いているように「記憶がなければ意識はない」のだ。誰でも、すべてが順調であれば、意識は記憶と同調して進化し、記憶システムが複雑化、統合化されるにつれて、覚醒と意識のシステムにも同じことが起こる。これまで見てきたように、自己認知は自伝的記憶の始まりであり、そのため生命が始まったばかりのときから、自己意識は自身の記憶と密接に関わっている。その後、自覚のシステムが自己認知から複雑な自己の表現へと発達し、だいたいはそれが〝高次の意識〟と呼ばれる。やがて人は自分の意識にも気づくようになる。これは〝メタ意識〟と呼ばれる。メタ意識は、突き詰めれば、自分自身を見ている自分を見ているということだ。

複雑で統合的な脳の機能、特に高いレベルの意識という領域を理解するのに、科学の言語が常に適しているわけではない。脳の機能を記憶、認知、情動などに分ける科学的手法は有効ではないのだ。記憶を人間の経験というもっと大きな意味で理解するには、芸術分野ならどのように説明するか考えたほうが有益である。事実、高次の意識の経験を理解する歴史をたどれば、約一五〇年前から、科学は一つ一つの発見を通して、そして芸術は形式的表現の修正を通して、意識という同じテーマに取り組んでいる。

一九世紀から二〇世紀にかけて生きたジェームズ兄弟は、記憶と意識の領域における、芸術と科学の親密で美しい対話を実現した稀有な例である。偉大な小説家であったヘンリーは、事象を物語る《ナレーション》ことから〝ナラティブの意識〟へと最初に移行した一人だ。そのナレーションは登場人物の内的経験の視点から直接行なわれる。彼の兄で優れた心理学者のウィリアムは、心理学における記憶の概念を、単なる知識から意識経験というダイナミックな内的世界の生きた流れへと変えた。二〇世紀の現代文学のキー・フレーズとなった〝意識の流れ〟という言葉をつくったのは、小説家の弟ではなく心理学者のウィリアムだった。その到達点が、ジェームズ・ジョイスの『ユリシーズ』におけるレオポルド・ブルームのある日の意識の流れを描写したものである。意識の流れは、まさに過去の経験というコンテクストで理解されている現在の内受容的経験の記録ではないだろうか。

精神科医もまた、一九世紀末の、意識についての新たな海を進んでいた。フロイトは意識についての理解を広げた精神医学の巨人とみなされているが、彼の意識の概念はだいたい過去の記憶に限られ、現在進行中の経験の勢いを、意識の概念に組み入れることはできなかった。彼の意識と無意識の記憶、抑圧された記憶の理論には、のちのジェームズ兄弟の著作や実存主義文学の知的刺激の特徴をなす、現在の経験が持つ臨場感はない。フロイト流の意識とは、動的なものではなく一つの構造に近い。彼は意識について、無意識の深みから意識下、そして意識へと層をなし、青色の濃さが深さを表す海底地図のようなものと書いている。経験が瞬間的に次々と移動する意識の臨場感、時間の流れは、フロイトが見落としていたものだ。

意識の動きが見過ごされやすいのは、意識が存在するのは現在だけという明白な事実があるからだ。現在というテーマについては第7章で検討し、過去と未来は記憶にしか存在せず、私たちが現在と呼ぶものは本当は意識であると結論した。高次の意識は生きたプロセスであり、そこでは、感覚インプットのライブストリーミング・システムと、記憶ネットワークとの間にやりとりがある。

異常な意識状態

さまざまな状態の意識を知ることで、正常な状態の意識について独特の見識が生まれる。ジェームズ兄弟以前でも、ドストエフスキー（一八二一〜一八八一）は意識、特に異常な状態の意識について書いていた。私に言わせれば、ドストエフスキーは拡張した意識、あっという間に過ぎていく臨場感、不快な刺激性、躁状態のような過剰な感覚を提示している。彼は『罪と罰』で「過度に意識的なのは病気、本物の完全な病気だ」と書いている。私が初めてドストエフスキーを読んだとき、彼の主観的状態の説明がゆがんでいることに気づいたが、多くの読者と同じように、それがとても魅力的だと感じた。ドストエフスキーは実際に異常な精神状態を経験している。脳の一部のでたらめな発火によって精神病的な経験が頻繁に起こる、てんかんを患っていたのだ[1]。てんかんの発作が起こる前には我を忘れるほど意識が高揚することがあり、そのとき時間を超越するように感じていた。彼の小説にはそのような描写が多くある。たとえば『白痴』でムイシュキンについて「生きているという彼の感覚、そして意識は一〇倍に増える」と書いている。

エイラブという私の患者は、躁病の症状として、この「本物の完全な病気」を経験した。彼は主観的経験を口頭と文章で、ドストエフスキーのように生き生きと説明できる才があった。

エイラブは二一歳のとき、警察の手で私たちの病院に連れてこられた。彼は人生のほとんどと思える時間を、うつ状態で過ごしていた。入院の数週間前に躁状態になり、彼は私に「この病気（躁状態）のときは、うつが治っていると思った」と話した。彼にとってそれは圧倒的な経験だった。「人生で最高の時間で、誰かれかまわず話したくなった。大きな天啓を受けたように感じ、それを誰かに伝えないと、そんなことは起こらなかったようになってしまう」。彼は自分に何が起こったか、とうとうと話し始めた。他人との間にあった壁が溶けてなくなったように感じ、テレパシーで意思を伝えられるようになり、「他人からの力で満たされた」。世界から与えられるすべてが「本当にすばらしく、私は超空間にいた」。あまりにも「強い知覚がある」のはとても不思議な感じで、頭に入ってくるものすべてが特別な意味を持っていたと言う。自分は人を変え、世界の問題をすべて解決できると思い、「死にそうな人を治し、人が毎日、最大限の力を発揮できないのはなぜかを科学者に突き止めさせることができる」と思っていた。彼は「常にいくつもの考えが頭のうしろでささやかれていて、私はそのリズムを見つけようとしていた」と話した。彼は人を追いかけまわし、自分の知覚過剰の経験と「ずれた意見」を話して、その新しい知識をシェアしようとした。彼は病院に来る前の週は眠っていなかった。警察署で医師の診察を受け、そこで私たちの病院に行くよう指示されたのだ。エイラブは意識が高まって異様なほどの高揚状態にある一方で医師からは病気だと言われるという、変な状況にあることに気づいた。自分のことがわかっていないと医師からは言われたが、彼自身は「自分のことがわかりすぎている」と感じていたのだ。投薬を受け入れたのは、いまの経験が抑えられなくなりそうだったのと、刺激を減らして眠るために薬の力が必要だと感じたからだ。何週間かたつと、少しずつ過剰な行動や話が減ってきた。エイラブは入院中ずっと自分の躁状態の強烈な経験のことで頭がいっぱいで、他のことはほとんど話さなかった。

　入院病棟から出て外来治療に切り替わる少し前、彼が私に言った。「どうして私たちには色が見え、犬には白黒に見えるんでしょう？　私たちはものごとを積み上げるからです……それはすべて感覚のインプットなんです」。彼は続けて、病気の症状である感覚インプットの増大は一つの能力だが手に負えなくなっていて、自分は「まわりのことがわかりすぎて怖い」と言った。

　躁病で意識が過剰に高揚した状態についてのエイラブの生き生きとした説明は、〝過剰知覚《ハイパー・パーセプション》〟と呼ばれる感覚の経験の高まりの例を示している。外の世界から神経で伝えられる（外受容性）

大量のインプットの流れとは別の、体内に由来する（内受容性）大量のインプットもある。エイラブは私に、躁状態のときは、自分の体に対する「新しい意識があった」と話してくれた。外受容性の過剰知覚と同時に、強烈な内受容性の感覚を経験していたのだ。

内受容性の感覚はまず島に持ち込まれ、体に〝マッピング〟される。島が痛みとその位置を特定するのだ。神経は島から前頭前野に行き、感情の状態を作業記憶に統合する。島－前頭前野の活動はイェイツの言う「心という屑屋の店先」で、そこにはその人独自の生い立ちがあり、とても細かく調整された情動、その人が覚えている、あるいは想像の中の人生における無言の喜びや苦痛を表現する。それが歳をとって虚栄心や自己欺瞞の罠がすべて消えたあとに残るものだ。生の感情状態が意識に取り入れられるが、この内受容的な意識は気づかれないかもしれない。躁病では、このシステムの活動が抑えきれないほど激しくなり、自己と他者の感情システムがきわめて敏感になって自分と外の世界の境界の喪失を経験し、接続された感覚が誇張される。このレベルの躁状態は一般的に長く続かず、さらなる熱狂状態へと進み、本人にとっても不快なレベルの活動過剰、興奮状態になる。

サイケデリック

エイラブの意識が〝本物の完全な〟病気になる前には、幸福感で高揚する状態があった。人々は何千年も前から、その種の高揚を追い求めてきた。自分や他人や物質世界とつながっているという気分の拡張は、典型的には幻覚剤によるトリップで経験できる。作家のオルダス・ハクスリーは、幻覚剤がまだ規制薬物ではなかった一九五三年にメスカリンという幻覚剤を摂取し、その経験をつづった『知覚の扉』という本を書いた。これはいまでも、幻覚剤で高揚した自意識、知覚、世界との一体感についての記述として、もっともよく知られたものだろう。そのような経験は、宗教的、スピリチュアル、神秘主義的なものとして語られることも多い。私がここで強調しておきたいのは、幻覚剤で誘発された精神状態の拡張された意識と、躁状態の制御不能な過剰な意識には根本的な違いがあるということだ。私はどちらも意識が高揚する例としてあげているだけで、両者を比較する意図はない。

高次の意識に達する能力が年齢を重ねるごとに向上するのは驚くことではない。なぜならあらゆるタイプの情報を表現する能力は、前頭前皮質が発達すると向上するからだ。

この意識の高みでは、意識している経験を高いところから評価することもある――それがメタ意識である。メタ意識とは自分を別個の完全な意識を持つ人間として見ることでもある。言い換えると、私たちは最も意識的な状態で、自分の意識を認識しているということだ。メタ意識のめまいがするような経験とは、自分を外側から見つめる、あるいは自分を見ている自分を見ているということだ。これまで、意図せずに二枚の鏡の間に立っていて、映っている自分の像が奥へ行くほど小さくなっていくのを見たことはないだろうか。もしなければ、浴室の鏡の前で、手鏡でうしろから映せば簡単にできる。手鏡を動かすと、浴室の鏡にどんどん小さくなる自分の像がいくつも見えるところがあるはずだ。あなたの意識は果てのない鏡像に似ている。あなたの実体が鏡に映り、その像が反対側の鏡に映り、それがさらに反対側の鏡に映り……と続いていく。前より小さな枠の中にさらに小さな枠があり、それが果てもなく続いていく。

　鏡の中の自分を見ているとき、それは本当に自分を見ているわけではなく、鏡に映った《リフレクション》像を見ている。だから記憶や思考について考えるプロセスを同じ〝内省《リフレクション》〟と表現するのがぴったりなのだ。物理的に、自分の全体像を見るためには、鏡を見るか、写真や肖像画といった描写で見るしかない。自分の体を見下ろしても、肩から下しか見えない。いま私たちが概念化しようとしているもの、つまり意識は、私たちの限界を定めることでもある。私たちは自身の意識の中、自身の鏡に閉じ込められている。私たちは表象や映像を通してしか、自分のすべてを見ることができない。私たちはその意識の鏡を超えたところにいる、つまり存在したり経験したりすることはできない。重い精神病の患者やうつ状態や躁状態の人が、自分は病気であると判断できないのもそれが理由だ。こうした内的経験の崩壊を理解するには、自分の脳の外側に立つ必要がある。

　意識があるとき、脳は記憶ネットワークを動かしているプロセスにあり、（特に前頭前野の）ニューロンの統合システムは、学習によって刈り込まれた網状組織に大量に入ってくるインプットを処理していて、それがそぎ落とされてアウトプットになる。ここでのアウトプットとは、思考、結論、直感、予想、知識などだ。それらをまとめるネットワークがなければ、インプットは吸収されず、世界に一貫性がなくなる。作業記憶の中では、これまで掘り下げてきた脳の表現のすべてのシステム——感覚、運動、感情——が統合されて、この現在の意識された瞬間の中で、その人の生きた像と世界がつくられる。

　つながっているという概念、〝世界と一体となる〟という概念は、ふつうの生活でも経験できる。私は海で泳いでいるとき、この種の超意識を経験する。私は他の泳ぎ好きな人たちとともに近くの海に泳ぎに行く。夏はくらげに刺され、冬には東からの冷たい波に打ちのめされ、浜辺近くでは海藻にからみつかれながら、もっと泳ごうと沖へ戻っていく。泳いでいるとき、あるのは空と海だけ、他には何もない。重力もなく、水に浸り宙に浮き、私たちは生きていて、何かとても大きく、やはり生きている何かの流れの中で動いている一つの存在だ。海と空という自然とつながり、そして完全に自分の意思で、私たちは自分の体を海と風の動きの中に投げ出す。ある時点で、私はあとどのくらいで自分の体の動きが寒さで鈍りだすか、いつ岸に戻ろうか計算を始める。私は凍えそうになりながらも多幸感にあふれ、自分自身と一つになり、何の不足もなく、世界と再びつながったように感じる。海を泳ぐ人々は、完全に自分だけの、何かを超越した気分を、公然の秘密のように共有している。

ネットワーク神経科学

神経科学者の故ジェラルド・エーデルマンは、意識と記憶についての考えを組み合わせる研究を行なったが、これは最近の発見にまで重要な意味を持つ。私はこの章を、彼の洞察で締めくくろうと思う。エーデルマンは分子生物学者で、抗原が免疫細胞を認識し記憶する方法を解明した功績により、一九七二年のノーベル生理学・医学賞を受賞した。(2) キャリアの後半には、過去と作業記憶、特に脳が記憶を通してどのように現在を〝認識〟しているのかに目を向けた。彼は、この認識は意識的な現在で起こっていて、意識とは記憶のネットワークの再形成に関わるプロセスであると考えた。それを〝再入力〟と呼んでいる。エーデルマンはどんな意識経験にもいくつかの脳のネットワークが関わっていて、それらのネットワークは経験によって構築され、現在のインプットによって再形成されると直感的に理解していた。

こんにち、エーデルマンの直感は〝ネットワーク神経科学〟と〝コネクトミクス〟と呼ばれるものに進化している。脳がどのようにつながり合っているかを考えるものだ。若い神経科学者の研究、たとえばペンシルベニア大学の物理学者でもあるダニエル・バセットが取り組んでいる研究では、学習と記憶の根底にある神経ネットワークのパターンを理解するために物理学と数学の原理を使用している。バセットの研究では、脳の神経接続と活動をｆＭＲＩやＥＥＧといったいくつかの方法で記録し、特定の主観的経験と行動とを結びつけた。彼女のグラフ理論は、統合失調症の脳の混乱のパターン（でたらめな発火が多く、前頭前野領域の集中的な活動のハブが少ない）を理解する新しい手法を示した。私は、彼女のエレガントで正確な脳の経験マッピングの研究は、プルーストの過去の経験を見つける内省的な取り組みに似ていると思っている。バセットと同世代の研究者たちは、過去の神経科学の巨人だけでなく、過去の偉大な内省的芸術家、先に目的地に到達していた人々の肩にも乗って、大局からものごとを見ているのだ。

第12章　性ホルモンとムクドリ

生まれてから二〇年にわたり脳内では外界から学んだことに基づいてニューロンの樹状突起が刈り込まれ、パターン形成が進むが、その間に、感覚と情動の内的世界では大きな変化が起こっている。子ども時代に外界からの知覚刺激を爆発的に浴びたあと、思春期の性ホルモンの分泌によって情動の内なる爆発にさらされる。この章では、恋愛、性的欲望、パートナーシップ、生殖の基礎となる脳の変化、そして情動の学習と調整に関わる記憶システムに注目する。性ホルモンによって脳の構造が変化すると、成長中の若者が何に注目し記憶するかが変わる。性ホルモンが脳にどう影響するか、それが行動をどう変えるかについては、雄のムクドリというわかりやすい例を自然が用意してくれている。

ムクドリのさえずり

私は夏の間ムクドリの美しい鳴き声をふんだんに聞けるという幸運に恵まれているが、以前、晩秋に驚くほど大きなその鳴き声を聞いたことがある。見ると、前庭に植えてある、ほとんど葉が散っていた大きなスズカケノキを、たぶん三〇〇羽を超えるムクドリがおおいつくしていた。そのうしろから明るいローズオレンジの夕日があたって、枝という枝にとまっていた鳥たちが、まるで黒い葉のように見えた。

ムクドリの大合唱の原因は、ムクドリの脳の〝歌皮質〟が夏の間に大きくなることだ。歌皮質が大きくなるのは、日光が雄のムクドリのテストステロン分泌を刺激し、そのテストステロンがムクドリの脳にあるレセプターにはまると、ニューロンの発達が促され、最終的に歌皮質がつくられるからだ。テストステロンによって誘導された歌皮質は、夏に日が長くなって日光を浴びる時間が伸びると大きくなるため、天気がよくなると鳴き声も力強くなる。それが雌のムクドリを惹きつけて、そこから求愛行動が始まる(1)。

日が短くなると、日光を浴びる時間が減るためテストステロンのレベルが下がり、雄ムクドリの歌皮質が退化する。歌皮質が消滅すると、ムクドリの鳴き声がまわりで聞こえなくなる。雌のムクドリの脳の歌皮質に変化がないのは、テストステロンが生産されないからで、鳴き声も求愛する雄に比べると、とても小さいままだ。雌にテストステロンを与えれば、やはり精緻な歌皮質が発達すると思われる。テストステロンのレセプターはどちらの性にもあるのだが、それを活性化させ、神経の発達を促すには、テストステロンが必要だ。ホルモンとそのレセプター両方の存在が必要なのだ。脳は活気にあふれていて、シナプスの間の隙間に浮いているさまざまな化学物質がそれぞれのレセプターにだけくっついて、それを活性化させる。どんな性ホルモンや神経伝達物質でも、脳に大量に入ってくる可能性はあるが、それを受け入れるレセプターがなければ活性化しない。以前、私はムクドリは冬の間いなくなってしまうと思っていたが、なくなるのは豊かな鳴き声だけで、春になって日光がテストステロンの分泌を促せば戻ってくる。

人間にも同様に、性ホルモンの誘発によって起こるプロセスがある。思春期が始まる環境の条件は複雑だが、栄養、遺伝、そして女子の場合、幼児期の経験が関わっていることが知られている。一九八〇年代から九〇年代の画期的な調査研究で、ジェイ・ベルスキーは父親の不在は女の子の思春期の到来を早めるが、母親の不在は関係しないことを指摘した。[2] その理由は人間の進化史にあり、狩猟採集者である父親がいないという生存に不利な状況では、女の子の生殖年齢と親離れを早める必要に迫られるためと、彼は推測している。体重や遺伝的特徴などの影響とは別に、思春期の開始を促すある共通した生理的要因がある。それがKiSS（キスぺプチン）というぴったりの名前がつけられた視床下部ホルモンである。[3] 脳のホルモンは視床下部でつくられ体内に放出され、そこからさらに違う腺からのホルモンの放出が指示される。視床下部ホルモンのCRH（副腎皮質刺激ホルモン放出ホルモン）が最終的に副腎からコルチゾールを放出させる、HPA軸を覚えているだろうか。KiSSホルモンは視床下部での脳のホルモン生産を始動させ、それが体内でアンドロゲンと呼ばれる雄の性ホルモン（主に精巣でつくられるテストステロン）と、雌の性ホルモン（主に卵巣でつくられるエストロゲンとプロゲステロン）の生産を促す。これらの性ホルモンがそれに対応するレセプターにはまると、思春期の間、体と脳が変化する。

重要なのは、脳の機能に関して、性ホルモンは血液の循環によって脳に戻されることだ。ここでもまた、脳が体の活動を指示すると同時に、その逆のことも起こっているとわかる。内分泌系では、視床下部でつくられたホルモンが、体の腺のホルモン合成、分泌を引き起こし、それらのホルモンは脳に戻ってその活動を左右する。この動きは視床下部がＡＮＳ（自律神経系）に身体感覚を引き起こさせ、そこから神経信号が脳に戻って、情動を島にマッピングするのに似ている。性ホルモンが脳で行なうことは、発達中の脳が何に注目し記憶するかを理解するうえで重要だ。

私が何年も前に担当したアリスという患者は、二〇代後半になってようやく生理が始まった。毎月の性ホルモンの満ち干きがアリスの脳に与えた影響は、彼女にとって新しい経験を生み、私にとっては、女性の性ホルモンが、それまで性ホルモンにさらされたことのない脳に与える向精神薬的な効果についてはっきり理解する貴重な機会をもたらしてくれた。

アリス

アリスは一三歳を過ぎたころから神経性無食欲症で、生活は、その日に摂取するカロリー量を軸にして組み立てられていた。彼女は原材料から自分でつくったものしか食べず、毎日、材料の重さを計り、厳密な手順ですべての食べ物を用意してから仕事に出かけた。食べるときも自分だけの変わったルールがあった。アリスの体重は常に三八キロだった。低体重が続いていたため、生理は一三歳で無食欲症になる前に一度あったきりだった。女性の生理が安定して起こるためには、一定の体重が必要である。これはおそらく、あまりにも若いとき、あるいは栄養状態が悪いときに子どもができるのを防ぐためのメカニズムである。そのような状態では妊娠が維持できなかったり、子どもが死んだりする可能性がある。アリスは運動も、食べるのとおなじくらいの厳格さで行なっていた。一週間にX回、五〇メートル走をY本というように。アリスが生活の中で熱心に行なうのはほぼそれだけだった。彼女の高い能力が発揮できているとは言えなかったが、食事や運動と同じように、綿密で注意深く仕事をこなした。

理想的で健康的な食事パターンは、食欲があるときに食べ、満腹したら食べるのをやめることだが、私たちはそれを目標にするのは現実的ではないと考えた。アリスは食欲や満腹というものがまったくわからず、自然な食事の摂取メカニズムの調節などできないと思われたからだ。私たちは戦略を練り、彼女の強迫的な食事習慣を止めるのではなく、それを利用して少しずつ食事の量を増やしていくことにした。そのため、標準的な食欲と満腹感を覚えさせたり、目標体重を決めたりする方法ではなく、彼女の強迫的なパターンを、食事量の調整に使うことにした。たとえばパンを焼くときには、全粒粉を一オンスか二オンス増やすといったことだ。

アリスは律儀に新しい方式を守り、何か月もかけて体重を少し増やした。その間、大きな不安を抱え、夜は眠れないことが多く、パニックになりそうなのを抑えるため少量のベンゾジアゼピンの投与が必要だった。目標体重の四七キロに達したとき、彼女はそれまで感じたことのないような、いらだちを感じるようになった。まるで抑えが利かなくなったような感じで、それは体重増加に関連した不安とは違うと、彼女は言い張った。手がつけられない情動のウイルスに支配されているようだと。彼女は涙を流し、いつもと違って敏感で怒りっぽくなり、人生で初めて一瞬だけ自殺について考えた。やがて生理が始まった――大人になってから初めてのことだった。そのとき彼女はもう二〇代後半だった。体重が一定レベルに達したことで、思春期と同じように性ホルモンのシステムが始動して、性ホルモンの生産と、それによってできた脳の経路を通じて、新たな情動の経験が活性化したのだ。

アリスは不安定な感情に押しつぶされそうになり、どうすればいいのかわからなくなった――女性は子どもも大人もみんな、毎月このような心理状態になっているのかと愕然とした。私たちは抗うつ剤と心理療法の力を借りれば、彼女がその状況を切り抜けられるだろうと考えた。アリスと私は、ホルモンによる性の目覚めが情動系に与えた影響の大きさに驚くばかりだった。やがて彼女の脳はそれにも適応し、約一年後には抗うつ剤の投与をやめることができた。大人の情動と性の世界へと方向づけられたことで、アリスは人と交流するようになった。翌年、彼女はある男性と恋をし、私は別の職場に移った。次のクリスマスに彼女からカードが届き、彼女が結婚し妊娠したことを知った。その数年後のクリスマスカードには、もう一人、子どもができたと書いてあった。私はまた引っ越して、その後、連絡は取らなくなった。

アリスは拒食症という悲痛な世界の証人である。彼女は厳格な習慣をもってそれに打ち勝ち、自らの弱みを逆に利用して、自分を健康に仕向ける努力をした。その結果、通常の思春期の本質の一部である情緒不安定な状態を、大人として経験したのだ。彼女の症状は、働き始めた性ホルモンの影響として、すべての思春期の少女が経験する情動を示している。第一に、感受性が高まってしばらく感情が混乱するが、その後、社会感情スキルが向上して、求愛、パートナーシップの構築、生殖ができるようになる。思春期には性ホルモンの放出によって、多くの衝動的、感情的な抑制不能の行動が引き起こされる。それは世界のどこでも思春期に起こることで、交通事故、自殺、薬物乱用など、若者の死亡理由の大半に関わっている。これらの感情的変化は最終的に、自分と他人の新たな感情の認識へとつながる。アリスが感情的に複雑な新しい世界に慣れてくると、自分や他人についてもっと細かい理解ができるようになり、進むべき道も変化した。

性ホルモンによる情動の変化は、若者が何に目を向け、どのように解釈し、どのように記憶するかを根本的に変える。この例は、雄ムクドリの歌に対する雌の反応に見られる。雌のエストロゲンのレベルが低ければ、その個体は雄のさえずりを無視して伴侶を選ぼうとはしない。雄はそのような状態、つまり発情していない雌の気を引くことはできない。発情期に入って雌のエストロゲンのレベルが上がると、雄の鳴き声に耳を傾け、伴侶を選ぶ(4)。アリスもまた、男性との交際を考えるようになったのは、脳にエストロゲンが入ってきてからだ。体と脳の目覚めは、若者の人生を変える力がある。

性ホルモンと脳

性ホルモンは、ムクドリなら歌皮質のような、脳の特別な領域にある特別なレセプターにはまる。人間にも性ホルモンのレセプターは、記憶と情動のハブ――扁桃体、島、海馬――にたくさんある(5)。ムクドリと同じく、人間にも生物学的な性やジェンダーを問わず、エストロゲンとテストステロンのレセプターが脳に存在しているのだ。脳の構造の変化と、情動反応と行動の変化には、性ホルモンとそのレセプターの両方が必要だ。男性あるいは女性ホルモンを異性に投与すると、外から見てわかる第二次性徴だけでなく、感情状態や行動が変わるのはそのためだ。そのシンプルな例は、テストステロンをトランス男性（出生時は女性だが性自認〔ジェンダー・アイデンティティ〕は男性）に投与すると性欲が高まるが、トランス女性（出生時は男性だが性自認は女性）のテストステロンが減少すると、だいたい性欲は弱くなることがあげられる。(6) トランス男性とトランス女性のどちらも、生まれたときからアンドロゲンとエストロゲンのレセプターを持っているが、そのレセプターは、それぞれアンドロゲンやエストロゲンによる治療を受けないと動き出さない。男性の染色体を持ち（XXではなくXY）、テストステロンもふつうに分泌されるが、そのレセプターが機能しないという、めずらしい病気もある。これは〝アンドロゲン不応症〟と呼ばれ、循環しているアンドロゲンの量は多いのに、本来の機能を果たすことができない。そのため体が男性化せず、女性のように発達する。体と同じように、脳も女性のように発達する。ムクドリと同じく、脳も性ホルモンの影響で、男女で違う発達のしかたをするからだ。XYの染色体を持つがテストステロンを浴びなければ女性と似た脳になり、男性の脳と比べ、性的な画像を見たとき扁桃体があまり反応しない。(7)

脳へのホルモンの影響は脳の高次の情動のハブ、特に島に見られる。女性ではエストロゲンのレベルに合わせて、島の活動が変動することが確認されている。(8) ドイツで行なわれた、人間のエストロゲンが健康な女性の情動回路に与える影響をｆＭＲＩを使って調べたある研究が、それをうまく実証している。この実験では、被験者であるエストロゲンのレベルが高い女性と低い女性に、精神的に重い内容の映画を見せる。[9] 実験者の報告によると、エストロゲンのレベルの高い女性では、低い人に比べ島と帯状回の活動が増加した。このように性ホルモンは、海馬－扁桃体－島の回路の活性化を通して、私たちが注意を向けるもの、感じるもの、記憶するものを変容させるのだ。

前頭前皮質と情動の発達

数年にわたる思春期の情動の不安定さを乗り越えると、ほとんどの若者が情動をうまく制御できるようになる。それは情動の統制を容易にする前頭前皮質が発達するからだ。そこは統合的な領域で、思考と感情の状態が意識的に処理されている。

不運な例として有名な一九世紀のフィニアス・ゲージの事件は、前頭前野の社会情動的な機能を医学生が学ぶとき、必ずとりあげられるケースだ。ゲージはヴァーモントで鉄道建築作業員として働いているとき、鉄の棒が頬の下から上向きに刺さり、頭蓋骨の頂点まで突き抜けるという、悲惨な事故にあった。彼は即死せず、それどころか数分で意識を取り戻し、自分がどういう状況にあるか理解した。運動機能も取り戻したが、その後、性格が一変した。事故以前の彼は目立たず感じのいい人間だった。事故後は、冷淡で無礼で社会的に不適切な性格になり、何をやりだすかわからなくなった。これが、脳の社会性と情動のコントロールセンターが前頭葉にあることを、ごく早い時期に明確に示した事例の一つだ。フィニアス・ゲージの場合、この部位だけが損傷していた。前頭葉がひどく損傷するとだいたいたい人格が変わり、ぶっきらぼうになり、抑えが利かなくなり、他人への興味が失われ、感情を表さなくなる（あまり知られていないことだが、時間がたつにつれてゲージの社交スキルは向上した）。

私は以前、自分の頭を矢で打ち抜いて死のうとした若い男性に会ったことがある。矢は目と頭蓋骨の頂点を貫いていた。私たちが困惑したのは、彼はうつ状態であることを否定し、ただ自分の生活に飽きていたと言ったことだ。何を見ても何も感じないので死のうと思った、気持ちが落ち込んでいたわけではなく、ただ人生に何の興味もわかない、と話したのを覚えている。若者は、人生を楽しむ能力がないことを〝退屈〟と表すことがあるが、この若い男性は何か違っていた。一種の病的な倦怠感を感じた。うつ状態ではないのに、このような凶器で自殺をしようとした人を、私はそれまで見たことがなかったし、これ以降もない。そのため彼のことはよく覚えているのだ。私はよく、矢が貫いたせいで、彼の前頭葉の働きが変わってしまい、フィニアス・ゲージのように無感動、無関心になったのだろうかと考える。それは前頭葉が損傷したときによく起こることだ。自殺未遂前に実はうつ状態だったのに、脳が損傷したことで、言うことが変わってしまったのだろうか。彼の前頭前皮質のどこかの接続が切断された、言い換えるとロボトミー手術を受けた状態なのだろうか。脳の傷がよくなると、彼は経過観察と治療のため、自宅近くの精神病院に転院し、残念ながらその後どうなったか見届けられなかった。

ニューヨーク出身の神経科学者ジョゼフ・ルドゥーは、私生活でジ・アミグダロイド（扁桃体）という名のバンドを組んでいるくらいで、どれほど研究熱心かがわかる。彼は前頭前野における情動の発達プロセスについて、おもしろい見解を披露している。彼の研究は、前頭前皮質から扁桃体、そして島への接続が、いかに情動抑制の発達に重要かを示している。[10] 成人早期に起こる前頭前野の発達の一部は、前頭前野と情動ネットワークの接続を強化することに関わる。ルドゥーは「一般的な考えとは逆に、(抑制できない情動状態が) 消滅するのは、それを忘却するからというよりも、新たに学習をしたことを示すものだ」と主張している。扁桃体にまで広がる前頭前野の回路は、扁桃体のアウトプットを抑制し、情動経験を引き起こそうとする力は弱くなり気持ちは穏やかになる。抑制は新しい学習なのだ。これは前頭前野－海馬－扁桃体システムの活動の増加という形で、目で見ることができる。[11] 自己と他者を認識する記憶システムの発達で、若者はものごとをしっかりと見つめ、衝動的な反応を抑えられるようになるのだ。

性自認や性指向は変わる可能性があり、忠誠の関係性も変化するかもしれない……人が大人になろうとしているとき、生物学的に大きな変化が起きている間は、何がどうなるかわからない。そこでは遺伝、環境の安定性、環境への適応度、特に幼年期の相互的な経験の影響は大きい。私たち人間は、遺伝的要素と成長するときの後天的要素の混ざり具合が、他に類を見ないほど複雑で、どちらの影響が強いか一般化して比較するよりも、個体へのさまざまな要素と、それらが組み合わされたときの影響に目を向けるほうが賢明だと考える。遺伝子の影響が環境の影響を上回ることもあるし、逆もまたしかり。それら二つが相互に絡み合っている。愛情深く落ち着いた大人に囲まれた環境で育って情動が安定した人間になるかもしれないし、混乱した環境で育って情動の抑制ができない人間になるかもしれない。親の情動が安定していても、脳が発達する思春期に遺伝的要因で何かの症状が起こり、それが精神病や気分障害につながる若者もいる。[12] また社会の理不尽なシステムの中でも、内なる思春期の不安となんとか折り合いをつける若者もいる。最も悲しむべきなのは、虐待経験によって身についてしまった反応を消し去り、基礎となる記憶をつくり直さなくては健全な人格形成ができないケースだ。

幼児期の虐待により大人になってから情動の均衡が崩れる現象が最もよくわかるのが、境界性パーソナリティ障害（ＢＰＤ）の臨床診断である。成長中に起こるあらゆる出来事同様、虐待とネグレクトも脳の構造と記憶経路を変える力がある。劣悪な環境で育つと、大人になってから、ほとんどの精神障害――うつ、不安、薬物乱用、精神病、自殺――の発症率が上がる。

境界性パーソナリティ障害

境界性パーソナリティ障害の特徴は大きな精神的苦痛と怒り、気分の急激な変動、アイデンティティの揺らぎ、熱烈だが不安定な恋愛関係、薬物乱用、反復的な自傷行為などで、世間からは厳しい目が注がれがちだ。こうした感情や行動パターンは、幼年期に虐待やネグレクトを受けた人に現れることが多い。そのような子が感情を抑えることができないのは、精神的に成熟した大人から安定した養育を受けられなかったためだ。子どもが気持ちを抑えるためには、まず親がなだめてやる必要がある。親がなだめてやると、子どもはやがて自分で自分の気持ちをなだめるスキルを獲得できるようになる。幼年期が過ぎ、頭で理解するスキルが発達しているとき、行動と言葉で感情を抑えることを教えないと、感情を調節できない大人になる可能性がある。

ハーバード・メディカル・スクールのマーティン・ターシャーは、虐待された人の脳に起こる変容は「予期されるストレスに満ちた邪悪な世界への適応である」と書いている。[13] 予期や予想は子ども時代の経験に基づいていて、敵意や怒りは虐待されていた子どもにとっては適切な反応かもしれず、そういう人は大人になってから自滅的になったり、うまく適応できなかったりする。人は虐待されると過剰に防衛的になり、人との接触を切望しているはずなのに、それを否定して切り離し、さらに孤立する。虐待によって起こる脳のシステムの変化は、脳の発達のどのタイミングでどのような虐待を受けたかで決まることが証明されている。言葉による虐待、あるいは家庭での暴力の目撃は、聴覚と視覚皮質の経路、つまり感覚記憶経路に変化をもたらすようだ。[14] 心理的、あるいは身体的なネグレクトは、扁桃体‐海馬と、さらに高次の情動の調節に関わる統合的な部位――帯状回と前頭前野のネットワーク――に変化を起こす。[15][16]

BPD（境界性パーソナリティ障害）と診断された人の神経画像研究では、情動が抑制できないほど強烈な経験をしたとき、刺激に対する扁桃体の活性状態が長引くことが示されている。[17] 前頭前野から扁桃体‐海馬領域へと広がるはずの抑制機能が、通常のように働かないようだ。抑制のブレーキがなければ、衝動の制御が難しいため薬物乱用に走りやすくなるのは予想できる。[18] 情動の発達が停止した状態で生きているようなものだ。あるべきはずの神経的な発達――衝動の制御、社会への対応、情動調節、アイデンティティ構築――が、なんらかの形で止まってしまう。成長中の若者が感情的に不安定になり、衝動を制御するのが難しく、判断を誤るのは当たり前のことだが、BPDでは、こうした感情状態や行動は深く根付き、青年期を過ぎても続く。

精神科で働いている人からすると、BPDの患者は学習しないように見えるかもしれないが、臨床現場での長年の経験から言うと、決してそんなことはない。内的な感情状態と抑制された行動反応は、年齢とともによくなっていく。[19] ＢＰＤの人に最も効果的なのは、弁証法的行動療法（ＤＢＴ）と呼ばれる心理療法であることがわかっている。これは、人はありのままの自分を受け入れると同時に、変化に向かわなければならないとする、弁証法的な立場に基づく。[20] この方法を考案したのはマーシャ・リネハンで、彼女自身もＢＰＤであり、若いときに何年も入院していた。これは大人を再養育することなのではないかと、私はよく考える。ＢＰＤの人、あるいはその特徴を持つ人がみんな、十分な養育を受けられなかったせいで、情動が不安定だったり、衝動の制御ができなかったり、薬物を乱用しがちだったり、怒りっぽかったり、社会的な自己意識が弱かったりする、と言っているわけではない。時間がたっても変わらない生来の性格特性があり、その特性を安定させることが成熟への近道であることが、研究で示されている。[21] 必ず養育が関わるわけではない。

ＤＢＴでは、行動の境界（自傷行為や強迫的な自殺をしない）について話し合い、同時に患者は洞察を中心とした手厚い精神療法を受ける。安定した養育環境と同じで、患者はそのような状況で、同意した行動の境界の中で安全であることを感じると同時に、情動の調節について学ぶ。前頭前野の抑制は新たに学習されるものであるというルドゥーのモデルと、弁証法的行動療法によって情動状態を変容できるという事実は、ＢＰＤの患者にとっても、記憶と情動のネットワークが不遇のせいでゆがんでしまった人にとっても、健全な変化は可能だという希望につながる。弁証法的行動療法を受けた患者の神経画像研究では、前頭前皮質から扁桃体への抑制経路の発達と、情動の調節の向上が見られた。[22]

すべてがうまくいき、幼年期の環境に問題がなければ、成人早期に前頭前野のニューロンは下へと伸びて、扁桃体のアウトプットを抑制し、情動のバランスがとれるようになる。この変化によって自己意識が安定し、安定した人格とアイデンティティの基礎が形成される。自分と他者の情動経験と目的を理解すること――情動の洞察――は、前頭前野の発達とともに、年齢が上がるにつれて向上する。[23] 感情的な成熟は、性的魅力と経験のバランスが取れていない若いときの恋愛への渇望よりも、うまくいく幸せな関係へとつながりやすい。恋愛の分野で年齢が上がるほうが有利になるのは、これだけではない。私たちは常に外見が若いほうが魅力的に見えるというメッセージを送られているが、実はそうでないこともある。この章の最後に、もう一度ムクドリの話に戻ろう。それは記憶と学習がいかに求愛で有利になるかを教えてくれる。

ムクドリは人間と同じように助け合って暮らしているが、個体間の競争はある。ふだんは大きな群れで飛び、リーダーはいなくても、すばらしいレーダーを備えていて完璧に互いの間隔をとり、うねるように動きながら美しい形をつくる。だが繁殖期になると、共同生活は減り、日光の刺激によってテストステロンにさらされた歌皮質が発達すると、雄は奥まったところにある巣の入り口で、中にいる雌の気を引こうと他の雄と競い合う。雌は歌がいちばんうまい雄を選ぶが、ムクドリの世界におけるうまい歌とは、いちばん長く複雑な歌である。ムクドリは真似がうまく、歌も耳で覚え、年を重ねるにしたがってさまざまなレパートリーを増やしていく。そうなると年かさの雄のほうがそれまでに覚えた歌のストックがあるために有利であり、雌を勝ち取る。若い雄のムクドリは年長の個体から新しいメロディを学び、そこで歌の記憶庫がつくられると、来るべき繁殖期に有利になる。求愛を実らせる要因が若さと美しさではなく、経験と歌のうまさであるのは心強い。

第13章　変わる人生のナラティブ

人びとはこのことに騙されている。というのも、ひとりの人間は常に話を語る人で、自分の話や他人の話に取りまかれて生きており、自分に起こるすべてのことをそうした話を通して見ているからだ。そのために彼は自分の生を、まるで物語るように生きようとするのである。(1)

——ジャン＝ポール・サルトル
（引用は鈴木道彦訳による）

ここまでの章では、脳の統合的な記憶システムの神経発達と、それがどのように外の世界、自分自身、他者についての理解を可能にするのかを見てきた。基本的に、前頭前野が発達すると複雑な感覚情報の表現ができるようになり、それがまとまって一貫した出来事のストーリーが生まれる。それらの出来事が個人的なものなら、そこにはおそらく海馬が関わっている。そうなるのは前頭前野の領域の記憶ネットワークの刈り込みとミエリン化のおかげで、ネットワークが進歩すると、人は予想したり、想像したり、新たなものを生み出したりできるようになる。私たちは、情動の神経発達と、若者がどのようにミラーリングを通して自分や他人を知るようになるのか、また前頭前野の成長とともに、どう情動を抑えることを学び、まわりの世界と折り合いをつけているかを検証してきた。人が世界で安定した存在であろうとする道のりは、生涯にわたって続くものだが、現在という地点が変わるにつれて常にその道のりも変化するのが自然であり、新しい出来事と見識が既存の記憶ネットワークを変容させる。

歴史上、戦争や疫病流行で世界秩序が長期的に激変し、個人の記憶ネットワークの変化が不可避だった時代がある。ボリス・パステルナークの小説『ドクトル・ジバゴ』の舞台は、第一次世界大戦とロシア革命という激動の時代だった。この小説は社会的な変化だけでなく、個人の変化についての話でもある。「誰もが生き返り、生まれ変わり、変化し、変形した。誰もが二つの革命をくぐり抜けたと言えるかもしれない。自分自身の革命と、もっと一般的なものだ[2]」。自伝的記憶の働きが、その人の人生の、神経の細胞集成体の格子の三要素（時間・場所・人）が備わった一貫したストーリーをつくることなら、そこで紡がれるストーリーは変化するものでなければならない。

この章では、アンリ・ベルクソンが書いているように、人はどのように「自分自身を無限に」生み出しているのか、あるいはどのように自分の人生を物語る《ナラティブ》のかを考える。〝ストーリー〟と〝ナラティブ〟は同じ意味で使われるが、ナラティブはストーリーの骨子を超えるものだ。常にストーリーができあがってしまうのは、人間の神経ネットワークがパターンにおさまるからだ。もともとそのようにできている。しかし人間はそれを超えて、ストーリーに意味があると考える。

自分を物語ること（セルフ・ナラティブ）は、自分の経験や人生のストーリーに意味があるとするプロセスをいちばんよく表している。セルフ・ナラティブには、虚栄心というはしごを必要とすることが多い。それはイェイツの言う「心という屑屋の店先」から、ずっと高いところに私たちを押し上げてくれるものだ。彼は年老いてそこから降りなければならなくなった。誰もがいずれ、その屑屋の店先に横たわることになる。そして私たちは社会的・文化的記憶でもセルフ・ナラティブを行なっている。それについては次の章でとりあげる。

私が初めてセルフ・ナラティブの変化を経験したのは、自分のことではなく、一〇代の終わりに読んだジャン＝ポール・サルトルの小説『嘔吐』を通してだった。この小説は、自分にとって筋が通らない世界になじめず、疎外され、切り離されたように感じている若者の話とも言えるかもしれない。当時、私はそれがわからず、主人公の内的経験の強さと、それが彼の知的な苦闘の表われであることに衝撃を受けた。本当には理解できなかったとはいえ、私は主人公のアントワーヌ・ロカンタンに自分を重ね合わせていた。ロカンタンは〝どこにでもいる〟若者で、不満を抱き、精神的に不安定で、また彼は二〇世紀の時代の変わり目にあった激変する社会の化身であり、新たなレベルの意識が一気に覚醒しようとしていた。

この本の題名は不快な内的感情、主人公が経験する、特に嫌悪の表現である。ロカンタンは自分が生きている世界にまったく親しみをおぼえず、強い嫌悪を感じている。彼は他者だけでなく、自分もなじみのない存在と感じている。彼の不快できわめて鋭い感覚的な経験を通して、読者は彼が病的な離人症であることを感じる。現在の外界からの感覚が彼の記憶から切り離され、彼は一貫性がまったくない、気まぐれに変化を続ける意識の中を漂うことになる。読者には、ロカンタンが以前は昔の揺らぐことのないふつうの生活をおくっていたことが語られる。「私はそれ（自分の人生）の内部にいた。それについて考えていなかった」。彼の世界はゆっくりと崩れ、彼は「拒絶され、現在に捨てられた……」[3]。彼の記憶には、入ってくる感覚を処理する神経の働きがないように思えた。

私にとって『嘔吐』でサルトルが成し遂げたことの一つは、意識の基本要素を分解したことだ。それは現在の出来事を記憶で統合した結果生じる、連続した自己意識の一貫性である。自伝的記憶は現在を過去と未来と組み合わせ、自分の人生の〝中にいる〟感覚を与えてくれる。ロカンタンは断続的で停止した現在に生きていて、処理しきれない感覚的経験を内側に破裂させている。彼は新しい生活を生み出すと決めて危機を乗り越え、フランスの地方からパリでの新たな生活へ向かう。その後、彼は「現在で記憶を築く」。サルトルと彼の仲間である実存主義者の旅人たち、特に第一波フェミニストとして有名なシモーヌ・ド・ボーヴォワールは、各人がそれまで住んでいた確かな生活を捨て、思い切った新しい世界観を生み出した。

一九七〇年代から八〇年代にアイルランドにいた私や同世代の若者たちが『嘔吐』に共鳴したのはおそらく、疑わしい信念体系と、安定した共通の文化的アイデンティティを捨てようとしていた者が多かったからだ。それは、少なくとも私が期待していたような解放と自由の感覚はもたらさなかった。ロカンタンが一九三八年に説明していたように、奇妙で自分がどこにいるかわからなくなることが多かった。すべてがばらばらになってようやく、つくり直すことが可能になったのだ。自己意識、アイデンティティを構築する経験は、社会が急激に変化しているときのほうが難しいかもしれないが、若者にとっては常にやりがいのあることだ。どのような文化であれ、人はだいたい生活する中で、最初はおぼつかないながら、文化とその中における自分の居場所を理解するための概念的枠組みを教えられる。サルトルとボーヴォワールのような人々は、自分自身についての経験と、世界についての理解が一致せず、結局は世界を変えることで解決するしかなかった。

トラウマ

サルトルの本は私の記憶に深く刻み込まれていたので、躁病を患っていたアラフという若い男性が、「ぼくは自分について学んだことを組み立て直さなくてはならないんだ」と、まるでロカンタンが書くようなことを言うのを聞いて、衝撃を受けた。彼は続けて「記憶を変えるのは人間だけだ」と言った。私が治療をした患者のほとんどが、自分自身と世界とが一致していなかったが、それは実存主義的な不安や、社会や政治の激変のためではなく、子ども時代のトラウマか重い精神障害が原因である。トラウマがあると、人はほぼ真新しい自己と新しい記憶をつくる必要に迫られる。次にとりあげるフランシスは幼児期のひどい記憶と、精神病による誤解にとらわれていた。私は彼女から、トラウマあるいは精神病がいかに奇怪で人を破壊しかねないセルフ・ナラティブを生むかについて多くの見識を得た。個々のトラウマ、たとえば死や病気そのものは意味を持たない、そしてトラウマに意味を持たせようとするのは危険だということをはっきりさせておくのは重要だが、これについてはあとでまた述べる。フランシスは注目に値する人物であり、彼女の濃密なストーリーは昔の精神病院の時代にさかのぼる。

フランシス

フランシスの子ども時代はひどく過酷だった。彼女は四人きょうだいの三番目として生まれた。父親はアルコール依存症で、子どもに身体的暴力をふるい、定職にはついていたが稼ぎは飲み代となった。母親はたいてい家の外で、食べ物と子どもを養う手段をさがしていた。子どもはみんな身体的にも心理的にもネグレクトされていた。フランシスは父親や家に来る男たち、商売人や客から性的虐待を受けていた。学校にはあまり行かず、昼間はだいたい弟と二人きりで家にいた。弟とだけはあたたかい関係を築けた。同世代の友人も親友もいなかった。大きくなると学校へ行く回数が減り、そのうち完全にやめてしまった。彼女が中等学校に進んだ記録はない。

フランシスはしょっちゅう家出をしていた。一一歳になるとストリートで暮らし始め、万引きや乞食をして生きる術をおぼえた。軒下や電話ボックスの中で眠った。ときどき警官に保護され、母親が警察署まで迎えに来て家に戻ることもあった。ストリートでの生活では、もっと多くの暴力と虐待にさらされた。彼女はあらゆる手段を使って戦い自分の身を守った。一三歳のとき、占い師の家に逃げ込んで約一年そこで過ごした。一〇代半ばには、薬物依存とアルコール依存のパターンにはまった。一六歳で初めてダブリン市の精神科病院に入院した。

ここで少し脱線して、この病院がどのようなものか説明しておく必要がある。この病院は世間ではグレンジゴーマンとして知られていた。典型的なビクトリア時代の精神病院で、花崗岩が使われた大きな建物は、灰色で荒れ果て、壁は崩れかかっていた。私が訓練期間の六か月間、ここに勤務するよう言われたのは、ダブリンに残っている数少ない昔ながらの精神病院だったからだ。歴史上この時期から患者は病院から地域へと移されていて、グレンジゴーマンは急激に荒廃していた。果てしなく長い廊下があり、その片側にずらりと病室が並ぶさまは、広い廊下を挟んで鉄格子のはまった窓の向かいに並ぶ監房のようだった。

私はそこで過ごした約六か月で、精神病院は思っていたより複雑で、必ずしも世間で噂されているような過酷な場所ではないことを知った。来たばかりのときは、きっと憤慨するようなことが多いだろうと、甘いことを考えていた。入所している患者は個人のニーズよりも施設の効率性を重んじる冷酷な体制のために主体性を奪われているに違いない……精神病施設は非人間的だ……患者は物のように扱われ、鎮静剤を打たれよだれをたらしながら歩き回っているのだろう、と。実際に当てはまる部分もあったが、看護体制はビクトリア時代の精神病院の悲惨なイメージより重層的だった。

このころのある出来事が、私の記憶にこびりついている。ある日、年長の医長が病棟の回診で、隠れた区画に連れて行ってくれた。その離れ島のような居住区は、もっと大きくて見捨てられたような花崗岩の建物の中にあった。私たちは切妻屋根の建物の扉を開けて中に入り、何階か上にのぼった。そこは広々とした、フローレンス・ナイチンゲールがいそうな病棟になっていて、べッドが両側の壁にそって二列にずらりと並び、その間はカーテンで仕切られていた。中央の大きく開けた空間が部屋の大半を占めていた。私たちが入ると、誰かがベッドから飛び出して駆け寄ってきた。驚いたことに、それは男性看護師だった。患者たちは、整えられたベッドにきちんとした服装で横になり、医長の週に一度の訪問を待っていた。彼らは私たちが部屋に入るとベッドから起き上がった。医長は彼らに、仲間の村人に話しかけるように、挨拶をしたり冗談を言ったりしていた。幻覚や妄想や医療についての質問はなかった。私は彼について歩き、個々の患者の病状や薬について尋ねた。彼はそれをさりげなく受け流していた。

こうした回診が終わると、私はやや困惑しながら棟の反対側の長い廊下を彼について歩いていった。廊下は建物の端から端まで及び、片側に病室が並んで向かい側は大きな窓という、典型的な監房型だった。病室の一つに時計職人が住んでいた。まだ機械型のねじ巻き式腕時計の時代で、彼の部屋のすべての壁に、仕事用の道具が架けてあった。歯車、ケース、ガラス蓋、鎖ひも、油さし。時計職人は施設の中にいる誰のものでも――スタッフでも患者でも――時計を修理していた。そこで彼が修理した医長の腕時計について二人は話をしていたが、それを毎週やっているに違いなかった。発病したばかりのころの彼は、グレンジゴーマンの〝回転ドア〟と呼ばれるタイプの患者だった。家族や隣人が自分を殺そうとしていると思い込み、入退院を繰り返していた。結局、彼が病院に留まるのが、誰にとってもいちばんいいということになっていた。

その六か月を振り返ると、私は廊下と時計技師の部屋を思い出す。古い精神病院の看護体制は欠陥もあったが、冷酷ではなかったといまにしてわかる。いまは居住型の看護がほとんどなくなっていて、患者とメンタルヘルス関係のスタッフは、施設での規制ではなく、貧困、ホームレス問題、精神病に起因する行動の犯罪化に苦労している。何年かの間に、私はグレンジゴーマンの医長のやり方と、さまざまな人をふつうに受け入れるというシンプルなことの力を評価するようになった。いわゆる〝地域ケア〟は、弱みを持つ精神病患者を外の世界に連れ出してきたが、そこには精神病院がないことが多い。地域全体で精神医療に取り組むという考え方は、精神障害のある人が誰でも一般社会で生活できるようになる、そして彼らが安全に暮らせる空間があるはずという前提に基づく。精神医学は両方の点で間違っていた。一九三九年当時、精神科医で数学者でもあったライオネル・シャープルズ・ペンローズは、精神科の病床数と囚人の数は反比例すると述べた。これはいまでも真実と言える[4]。どれほど豊かで効率的な医療システムがあり、個人の権利が尊重されている都市でも、多くの精神病患者はストリートで過酷な生活をおくり、無視され放置されている[5]。彼らは社会福祉を利用するだけの体力・気力もなく、社会の邪魔になったら刑務所に入れられる。ここでも、メンタルヘルスの問題に関する世間の認識は向上したとはいえ、脳疾患による精神障害者に関してまでは浸透していないことが示されている。

フランシスは少女期の終わりを、グレンジゴーマンで過ごした。最初の入院から法律上の成人年齢に達するまで、約二〇回短期入院した。一九八〇年代には、子どもや思春期の青少年のための入院治療施設はなかった。病院にいるとき以外は刑務所にいたようで、あるときは飲酒と無法行為で四か月の禁固刑を宣告された。当時、彼女は一七歳だった。ありがたいことに、彼女がグレンジゴーマンにいたときの臨床記録の一部は、私たちも見ることができた。それはすばらしいもので、とりわけ主治医のFという医師の臨床記録と概要には、患者への思いやりが表われていた。フランシスを救うための医師の配慮と理解、医師と看護チームの尽力がそこからにじみ出ていた。

フランシスが一八歳になると記録から消え、その後八年間、彼女に関する記述はなかった。そのころ彼女はキーランと出会い、恋に落ち、彼女の表現を借りれば「彼が私を家に連れて行ってくれた」。二〇代後半に、彼女はまた精神病院に入院した。その間にグレンジゴーマンは閉鎖され、スタッフは郊外の病院に移され、患者はもっと人間的な場所と無批判に称えられている場所へ移された。そこで運よくフランシスはF医師に再会し、彼が主治医となった。このときF医師が、彼女が一〇代のころには自分から言わなかった、あるいは言えなかった精神病の症状を聞き出すことができたのは幸運だった。

その後数年、彼女の状態は変動したが、そこにはあるパターンがあった。幻覚や妄想といった典型的な精神病の症状から、病的ではないが自滅的な状況へと移行したのだ。病気の恐怖が減ったところに、別の恐怖が入り込んだようだった。そこから〝治療のサボタージュ〟と呼ばれるパターンが生じた。つまり、患者はよくなりたくないわけではないが、症状がない状態でどう生きればいいのか理解できない、と言おうか。彼らにはふつうの記憶ネットワークがないのだ。フランシスは現実世界の経験を持たず、大人になって初めて目が見えるようになって視覚イメージの洪水にさらされた人のように、それを学習しなければならなかった。長い入院期間に彼女は少しずつ外の世界とつながり、ようやく退院した。

ほぼ二〇年後に私が彼女の治療を引き継いだとき、彼女の生活は表面的には落ち着いているように見えた。何年もかけてアートのリハビリテーション課程を修了し、それが美術の学位取得につながった。経験豊かな心理学者と心理療法に参加し、薬物やアルコールの摂取もやめた。強いストレスがかかったときだけ自傷行為が見られた。私たちとの最初の面談のとき、彼女は無造作に何枚もの服を重ね着していて、頭を垂れ、そわそわしてあまり目を合わそうとしなかった。自分のことについて、とても低い声で、何百回も聞かれたことのように事務的に話し、トラウマとなっている過去の出来事から切り離されているように見えた。また病的な思い込みや感覚が多く、他の人の気持ちをはっきりと感じ、その人の経験が具体的に体に伝わってくると信じていた。「私は他の人の気持ちがわかるんです……その人たちに代わって」。自己と他者の境界の混乱が、特に誰かの近くにいるときよく起こった。逆に、誰かが彼女の中に住み着いていることもあり、彼女の場合、それは〝悪魔〟だった。

私はフランシスについて、とても内省的で、その内的世界は混乱した病的な考えでできているという印象を持った。私は彼女の生い立ちを聞いて動揺した。これほど暗い苦しみの多い人生経験を聞くことはめったにない。彼女の子ども時代の不幸を埋め合わせてくれる大人はいなかった。ひどい虐待が続き、ビクトリア時代の精神病院であるグレンジゴーマン以外、社会的に安定した生活を送れる場所もなかった。この混乱した状態のある時点で、正確にはいつかわからないが、彼女は重い精神病を発症した。私は彼女が話してくれたことについて、少なくともしばらく時間をかけて検討し、自分の個人的な気持ちであっても、想像を絶する彼女の子ども時代に、いくらかの敬意を表したいと思っていた。しかし公立の精神病院の待合室にいっぱいの患者を見れば、そんなささやかなことも許されなかった。

この時期の彼女の大きな問題は、外に出ようとしないことだった。一日のほとんどをベッドで横たわり、病気の影響を受け続けると、暴力にさらされた過去が現在の意識に入り込んでくる。看護とキーランがもたらしてくれる愛情、病院という聖域の外で彼女が経験するものはすべて、有害な記憶を思い出させた。感覚と情動が失われた世界で、部屋に引きこもって生きるほうが、外界からのインプットで呼び覚まされる悲惨な記憶を経験し続けるより苦痛が少なかったのだ。私は投与する薬を変えて、症状をコントロールしようとした。そしてフランシスが保護され脅威の少ない世界で暮らせるようなプログラムを実践し、少しずつ彼女の猜疑心を減らそうと努めた。私たちのデイ・ホスピタルに参加するよう彼女を説得し、社会的環境の中で毎日を過ごす体制をつくろうとした。人がふつうに他人と出会う保護された小宇宙と、彼女に合わせた治療だ。彼女の過去がどのようなものだったのか、それが彼女の知覚フィルターをどうつくりあげているかを、知識を活用し配慮しながら探りつつ、心理学者と協力して、数年にわたり彼女の治療を行なった。

精神病があまりにも長い間その人にとっての世界であった場合、なじみのあるその世界を出たがらないことがある。病的経験を持つ人が、たとえ身の毛のよだつ経験であっても、そこから出ることを恐れるのは、まだ見ぬ脅威にさらされるかもしれないと思うからだ。患者は妄想の声に慰められ、その声がなくなると途方に暮れることもある。自分には特別な力があるという誇大な思い込みを捨てられないこともある。慢性的な精神疾患を抱えていると認めるのが、あまりにも苦痛なこともある。ごくまれに、症状がなくなった患者から、病気に戻りたいと打ち明けられることがあるが、そう考える人は、私たちが思うよりはるかに多くいるのではないか。治療を拒否し、精神病でいるかどうかは患者の選択次第だが、被害妄想で自分や他人を傷つける恐れがあれば話は別だ。そのようなとき、精神科医はその患者を治療する法的な義務がある。たとえ望まなくても、必要であれば患者の意志にかかわらず治療を行なう。

長く精神病を患っている患者が、その経験から解放され、他の人々と同じ経験を〝分かち合う〟世界に出てきて、そこに適応するには、それなりの時間がかかる。直接的な症状が解消されたあとは、安全な世界を用意し、そこで他の人々と同じ現実に基づく新たな記憶ネットワークをつくる、すなわち「現在で記憶を築く」ことが、薬物治療と同じくらい重要になる。デイ・ホスピタルの私たちのチームはフランシスにとっての社会、彼女の村となった。彼女は穏やかな性格とアートで、病院での生活に寄与した。治療チームの面々との信頼関係は、キーランとの暮らし以外では人間関係にうまく対応できないという彼女自身の思い込みに疑問を持たせる助けとなった。時間がたつうちに、彼女と私たち、そして他の患者との間にあたたかい関係ができ、その後、キーランの死という悲劇のときも、彼女の支えとなった。私たちも、フランシスとの関係でさまざまなことを学んだ。彼女は持ち前のストイックさと弱さ、そして新たに見せるようになった皮肉っぽいユーモアをもって私たちと関わってくれた。

トラウマを超えて

フランシスの記憶ネットワークは、マーティン・ターシャーの言葉を繰り返せば、「予期されるストレスに満ちた邪悪な世界への適応」として形成されたものだ。彼女の脳の配線は、悪意に満ちた、やさしさのない世界で生き残ることに適応した。個人としても種としても、生き残りに何よりも必要なものの一つは、まわりの環境に適応する能力だ。たとえそれが暴力や虐待に満ちた世界であっても。人間の社会適応力ははかりしれない。私たちは若いときに家族のもとを去り、同年代集団の一員となり、一般的に一夫一妻の関係へと進み、その後そこから離れることがあるかもしれないし、ないかもしれない。新しいつながりと愛情を育み、愛する人が死に、悲しみに暮れるがやがてそれにも適応する。フランシスの場合はひどい苦しみに満ちた世界に適応し、深いトラウマを残した。

トラウマの原因としては、ＤＳＭ５によれば「実際の死あるいは死の脅威、深刻な傷害、性暴力」があり、そのすべてをフランシスは子ども時代に経験していた。それほど極端ではない状況で、命の危険までは行かなくても感情に統合できないほどの精神的苦痛をもたらす出来事が原因で、トラウマが生じることがある。そういうときは時間がいくつかの光景に凍結され、それが何度も再生されて扁桃体の回路からの情動が生じる。過去が現在の意識に入り込み、反響する。オーストラリアのシンガーソングライターで、まるでリスナーの脳の島を刺激するようにもの悲しく歌うニック・ケイブが、あるドキュメンタリー番組で、一五歳で死んだ息子について美しい言葉で語っていた。息子の死はゴムバンドのようだ、それを現在まで伸ばして進むことはできるが、ある距離まで伸びるとうしろに引き戻される、と。〝前へ進む〟と呼ばれる行為はときに不可能に思える。

トラウマになる出来事は人によって違うが、それが再生されるとき強烈な情動と〝理解不能〟感をともなうことは共通している。私はトラウマを負った人たちから「理解できない」という言葉を何度も聞いた。戦争で子どもの兵士が別の子どもを殺しているのを見た帰還兵から。おなかの中で蹴るのを感じていた子を死産した女性から。一〇代の子を自殺で亡くした親から。それはまるで、前頭前野に出来事を統合する土台の格子がないような状態で、そこに一度に一つずつ苦しみをつなぐ接続がつくられ、同時に他の接続は消滅していく。記憶ネットワークが変化して、本人がゆっくりと前へ進んで現在に生きるようになると、現在の経験に悲しみが入り込むことは減っていく。私たちはときに、喪失に続く悲しみと愛の中で、生きていれば避けられないネットワークの変化を阻止しようとするだろうか。記憶を手放すことは非道なのか。あとに残された人は、心配事がないように見える世界で、異質な侵入者のように感じるだろうか。それは死んだ人を現在に感じる代償として、どれほどつらくても耐えるべきものなのか。どんなものであろうと、トラウマは〝時間がかかる〟。最初のエピソードのエディスの記憶のフラッシュバックは、トラウマとなった異常な経験のもともとの記憶がどのように作動し、生々しく何度も繰り返されたかを教えてくれる。しかし思い出すというこの経験も記憶に保管されたが、二回目は前ほど差し迫った情動経験ではなかった。墓石を見たり、見ているところを想像したりするたびに、一歩ずつそのイメージから離れ、やがて小さな墓石を見ても、少し不安を感じるだけになる。これは記憶の抑圧ではなく、トラウマの記憶についてできる最善のことである。トラウマを溶解させるのだ。

フランシスはまた、他人との何気ない会話の重要性も教えてくれた。それが唯一の社会との接点になることもある。損傷した記憶と解釈が過敏になった世界では、シンプルな人間同士のやりとりの価値は、どんなに評価してもしきれない。アイルランドでは会話はだいたい天気の話で始まる。型にはまったように見えるやりとりの中に、はかりしれないほどの量の感情的、文化的な交流が含まれる。それが何よりも、私たちが共有している現実だ。晴れた暖かい日には大きな喜びを感じるし、雨や風の強い日には、暗い気分をともに味わう。精神科医は、患者が何時間も自由に話をするセラピーの内容を冷静に分析するものだ、というステレオタイプ（消えかかっていると思いたいが）は、平均的な臨床現場の精神科医から大きくかけ離れている。私たちの仕事は分析ではなく治療であり、興味があるのは、患者を混乱している内的世界に飛び込ませることではなく、共通の世界に誘い出すことであり、理論的というよりは実際的だ。慢性的に精神を病んでいる患者を共通の世界に誘い出すプロセスの中では、やりとりはシンプルに明確にする。長い間、精神病の治療を受けけず、社会参加していなかった人の精神状態の改善は、部外者から見るとささやかなものかもしれないが、フランシスにとっては、看護師と天気や自分の新しい服やたばこの値段の話ができることは、大きな勝利だった。

いま私は、誰もがみんなある程度、フランシスのようなところがあると思っている。危険があるかもしれない外の世界と、ときどき過敏になる記憶の均衡の上で生活している。肝心なのは、より健康的な均衡を見出そうと努力し続けることだ。フランシスは世界に対して怒っているのでもなければ、自分やまわりの世界を破壊しているわけでもない。彼女は参加しようと懸命に努力しているのだ。私はフランシスや他の精神障害の患者から、人間にとって重要なのは、抽象的な尺度で評価される機能性を高めることではなく、バランスを保つことだと教えられた。自分と世界の間でゆったりとしたバランスを取ることが、人の幸せを決めるということだ。私はマイケル・カニンガムの小説『この世の果ての家』に出てくる、精神的に傷つきやすい男女を思い出す。彼らは一風変わった仲間として同じ家で、互いにそれなりに気を使いながら、デリケートな感情に折り合いをつけて暮らす。必ずしも幸せとは限らないし、機能不全かもしれないが、たとえこの世の果てであろうと、彼らは自分の家を見つけたのだ。私たちはみんな、この世のどこかに家が必要だ。ある人の正常な状態（ヒポクラテスならそう呼んだだろう）は、それぞれが見つけるもので、他の人が批判するものではない。

第14章　虚偽か事実か

「私がそれをやった」と私の記憶が言う。「私はそんなことをやったはずがない」と私のプライドが言い、かたくななままだった。とうとう、記憶があきらめた。

——フレデリック・ニーチェ[1]

一八九九年にマディソン・ベントレーが、色のついたカードを見せたあとでその色を思い出させるというシンプルな実験を行ない、結果を記録した。最初のカードの色を思い出す正確さは、そのあとに他の色のカードを見せると低下した。前と違う感覚的インプットがあると、記憶があいまいになるのだ。これによってベントレーは、あとに起きたことの記憶が、前の記憶を変形させることを示している。これは当たり前に思えるかもしれないが、実はそんなことはない。私たちは直感的に過去が現在を動かしていると思うが、現在の出来事が過去の記憶を変えることもあるのだ。現在の経験と記憶は、組み立ててはまた組み立て直すという作業を延々と繰り返している。ベントレーの研究は、記憶の概念が、古代哲学者の封蠟や一七世紀のデカルトの力学概念のような形を変えられないものから、一九世紀末には、感覚の経験や生理学的覚醒、情動に関わる、器質的な連想のプロセスへと変わっていたことを示している。

ベントレーの実験は表面的には地味に思えるかもしれないが、考え方はとても洗練されている。彼は記憶に関する綿密な観察と鋭い洞察を発揮した、知る人ぞ知るパイオニアである。いまでは、思い出せるか出せないかにかかわらず固定された記憶の保管庫は存在せず、外界からの新しいインプットはネットワークを増やすばかりでなく、現在のインプットと記憶とをつなぐネットワークの形を柔軟に変えることがわかっている。違う色をすばやく見せるだけでも、前の色を見たときの細胞集成体は変化し、次にまた違う色をすばやく見せると、それもまた壊れてしまう。この原則は、より組織的で複雑なプロセス、たとえば自伝的記憶にも当てはまる。海馬は入ってくる感覚経験をまとめ、新しい自伝的記憶をつくることに関わっているが、現在の細胞集成体と既存の前頭前野のネットワークは、当然ながら、前から存在していた格子を変化させる。私たちは作業記憶のプロセス——考える、思い出す、想像する——については認識しているかもしれないが、情報の処理はいつも静かに行なわれている。しかし神経の電流は、体と外界からの刺激に反応して常に飛び交っている。

ベントレーの論文を読むのが楽しいのは、彼のシンプルな観察が、神経科学がずっと解明しようとしている終わりのない複雑さと矛盾しないから、そして書き方が詩的だからだ。また彼は、明るい色のほうが正確に覚えやすいことも発見した。明るい色のほうが心理的な興奮を生み、興奮すると脳のニューロンも発火して隣接するニューロンに伝わり、細胞集成体の記憶をつくる。

論文の最後に、ベントレーはこう書いている。「この見地に立てば、記憶の一部が妄想に移行することや、記憶の忠実さが減じることを説明できる」

自伝的記憶

もし色彩認識のような単純な感覚皮質記憶がそれほど簡単に操作できるなら、自伝的記憶についてはどうだろうか。自伝的記憶でたしかなことは、それは変わらざるをえないということだけだ——ジェームズ・クラーク・マクスウェルが述べたように出来事は一度しか起こらない。自伝的記憶が必ずしも事実に忠実ではないといっても、そこには多くの段階がある。一方には、あえてつく嘘がある。私が幼かったころ嘘は罪であり、毎月懺悔するため告解室に入ると、誰もが「私は嘘をつき、親の言うことを聞きませんでした」と言ったが、当時でさえ、これは大きな問題ではなかった。単純な話に思えるだろうが、故意の嘘やごまかしが、漠然とした記憶のようなものに変わることがあり、さらにそこから本当の記憶になる可能性がある。

アーサー・ミラーの戯曲『るつぼ』は、意図的な嘘がいかに思い込みに変化するかをうまく見せている。この戯曲は、一七世紀のマサチューセッツ州で行なわれたセイレム魔女裁判をめぐる話である。何人かの少女が他の少女について嘘を言ったことが始まりだが、その嘘が大きくなり、人々が感情的にのめりこみ、虚偽を真実だと思い込むようになった。そうした芝居がかった感情表現は、いまから見るとつくりものじみているが、感情に自覚的でない一七世紀の状況と、感情的に抑圧された世界のコミュニティでは、隠れて見えない感情が、社会的に許容される形ではけ口を見出すことになる。セイレムは冷酷で悲しいコミュニティで、語られない嘘にあふれ、集団ヒステリーが起きてしかるべき状況だったのだ。結局、嘘が町全体の信念となったのは、それがその集団に求められた感情的カタルシスに合致したからだ。

偽りの記憶

記憶の不確実性が無意識の領域に入ると、〝偽りの記憶〟という迷宮に陥ってしまう。偽りの記憶とは一般的に、ある出来事を実際とは違う形で記憶すること、あるいは起こっていないことを記憶することとされている。この枠組みの大きな問題は、〝本当の〟出来事記憶という言葉自体が矛盾していることだ。〝本当の〟という言葉が記憶には使われないのにはもっともな理由があるのだが、人はだいたいある出来事について、起こったとおりに思い出すという考えが受け入れられているようだ。しかし一九世紀以降、その考えは否定されている。記憶は、一八九九年にベントレーが証明したとおり、一連の感覚経験として再現性があるものではない。すべての自伝的記憶にはある程度の虚偽が含まれている。それは進行中の経験とセルフ・ナラティブ欲求によって、記憶ネットワークが変化してしまうからだ。

　人気作家でノーベル文学賞も受賞したアリス・マンローは、それをうまく表現している。「記憶は自分自身に自分の物語を話し続けること――そして他人には少し違う話をすることだ」。彼女が言うように、私たちはまず自分に自分（自身）の物語を語る。その後、それを少し（あるいは入念に）美化して、「他人には少し違う話をする」。そしてその新たなバージョンを「自分自身に話し続ける」。セルフ・ナラティブとは、自分の記憶《ストーリー》を物語《ナラティブ》にすることであり、自分がこうなりたい姿、あるいは他人にこう見てほしいという姿である。結局のところ、それは虚栄心のなせるわざだ。謙虚な人の最もすばらしく魅力的な性質の一つは、自分を物語にする必要がないところだ。世界には華やかなナルシストがいるが、その人たちの虚栄心と過剰な自信に匹敵するのは、その人の偽りのセルフ・ナラティブしかない。私たちは自分のナラティブのうしろに隠れたり、架空の人物として世界に存在して悦に入ったりする。記憶を消したり、組み立て直したり、部分的に忘れたり、部分的に思い出したりといったことを、いくらでもできる。それなら、もし過去の記憶が――それがカードの色であれ自伝的な出来事であれ――現在の経験によって常につくり直されているなら、〝偽りの〟記憶などというものは存在するのだろうか。

偽りの記憶について話をするとき、私たちは何を話しているのか

〝偽りの記憶〟という言葉に関する考えと用語には混乱がある。二〇世紀に入って長い間フロイト流の考えが精神医学の主流であり、抑圧された記憶（repressed/suppressed memory）についての推論が盛んに行なわれた。それはやっと二〇世紀後半に脳科学が発達を遂げるまで続き、当時私たちは suppressed memory と対比した repressed memory について熱心に教えられた。suppressed memory は本人が故意に意識から締め出した記憶、repressed memory は故意ではなく無意識のプロセスで忘れてしまった記憶を言う。私は症例検討会（個別の患者の症例についいて同僚たちと検討する）で、記憶のでっちあげか、故意の抑圧か無意識の抑圧かという問題

について、いやになるほど議論するのを見てきた。患者は〝本当に〟記憶を完全になくしているのか。恩恵を得るために記憶がないふりをしているのか――たとえば家に帰って博打の借金について悩みたくないとか。症例検討会での議論は、どうしても堂々巡りになった。精神医学の文献中の症例研究では、心因性健忘の通常の経過について、治療チームが患者に恥をかかせないような形で記憶機能を回復させることができれば、健忘症は少しずつよくなると説明されている。理由――セイレムの残酷な秘密、家庭内の争い、隠れた依存症、忌避――をさぐるほうが、患者の語るストーリーが本当か嘘かをさぐるよりも有益なのである。念のために言っておくと、私はいわゆる〝心因性〟健忘の患者は診たことがない。

フロイトは故意に抑圧した記憶と無意識に抑圧された記憶という、ややこしい概念を発明し、その後、偽りの記憶という混乱をもたらした。これは幼児の性的虐待についての考えに基づいている。フロイトは女性の神経症（精神障害を表すのに使われた包括的用語）の原因は幼少期の性的虐待であるという説から、それは妄想であるという説に移行した。彼の理論によれば、〝小児性欲〟によって女の子は父親に惹かれるのだという。彼はさらに、しだいにあいまいな言葉を使って、幼児の性的虐待は本当に起こった出来事ではなく、女児の妄想であるという説を唱えた。一九三三年、フロイトは「記憶が妄想に変わる」と書き、その妄想が性的虐待であるとした。フロイトは記憶が妄想に変わることについてベントレーの言葉を借りていたことに気づいていただろうか。それともそのことについては、無意識のうちに抑圧されてしまったのだろうか。二〇世紀後半になると、近親相姦と小児の性的虐待を否定する主張は弱まり、不幸にも子どもの性的虐待は珍しくないという状況が明らかになった。するときわめておかしなことが起こり、フロイトの理論が曲解され、彼の催眠と暗示のテクニックが子ども時代の虐待の記憶を〝取り戻す〟ために使われるようになった。抑圧された記憶を刺激するフロイト流テクニックで子ども時代の性的虐待の記憶を回復させるやり方は、また別の怪物になった。(2) 患者に対して暗示という心理療法のテクニックを用いたり、記憶を〝封印〟していた患者にサバイバー・グループに参加して記憶を取り戻すことを促したり、暗示的な本を読ませたりして、過去に虐待された記憶を引き出そうとした。

続いて、回復した記憶は〝偽り〟なのか〝本物〟かの議論が起こった。それはピンの頭に天使が何人乗るかといった類の観念的な議論である。エリザベス・ロフタスは、偽りの記憶にいくらかのリアリティを持ち込み、記憶を操作するテクニックを、主流の臨床診療から除去した重要人物である。(3) いわゆる回復した記憶は、いまではほとんどの法廷で証拠として認められていない。子ども時代の性的虐待の犠牲者やサバイバーの記憶を刺激するテクニックを使って、その人の幼児期と、基礎的な記憶と、精神の健康に、一生消えない傷をつけた恐ろしい出来事を思い出させる必要がないことはとても重要なのだが、あまり指摘されていないままだ。

〝偽りの〟記憶と神経科学

精神医学は偽りの記憶という考えを捨てたが、神経科学の文献では一つの用語として使われている。ポスト・フロイトの時代に性的虐待の犠牲者／サバイバーである無数の〝ヒステリックな〟女性になされたひどい仕打ちを思うと、どんな分野であれ〝偽りの〟という言葉が〝記憶〟の前についているのは残念に思う。しかしその言葉は別として、偽りの記憶に関する発見は、人間の記憶システムの将来に大きな影響を及ぼす可能性がある。偽りの記憶についての新たな神経科学研究は、藻類の研究で始まった。それは私の生活の中でよく目にするものである。

私はハウスという村に住んでいる。都市部からハウスへは、ダブリン湾の東端の、本土とは一本の道路だけでつながっている島にある。都市部からハウスへは、海沿いに何マイルかの道が通っている。最近は夏に晴れた日が多いので、街から家まで車か自転車で帰るとき潮が引いていると、海はネオングリーンの海藻が茂る広大な畑に変わる。岸で光る蛍光グリーンの藻を初めて見たとき、利根川進のすばらしい科学実験の記憶が急によみがえった。利根川進はいくつかの分野をまたぐ科学者で、免疫学の研究でノーベル賞を受賞している。彼の話は、オプトジェネティクス（光遺伝学）と呼ばれるテクニックの開発から始まる。これは二一世紀の偉大な発見と呼ばれている。[4]

オプトジェネティクスの並外れた科学物語の初歩を知るには、ネオングリーンの藻から話を始めなければならない。この植物の緑色は、ロドプシンという色素性のたんぱく質に由来する。ロドプシンは実際は日光が細胞に入るようにする経路であり、その光エネルギーが細胞エネルギーに変わり、藻が動いたり分裂したりできるようになる。このプロセスは葉緑素の働き――光を細胞エネルギーに変換する――や、網膜色素が目で行なっていること――光エネルギーを電気的な神経伝達物質に変換する――と似ている。人の網膜ではロドプシンが、感光性たんぱく質の一つとしてつくられている。これらの例すべてで、光エネルギーは色素性分子を通して細胞へと運ばれ、そこで細胞エネルギーへと変換される。それは藻の緑のロドプシン分子であったり、葉緑素の分子であったり、赤・青・緑の網膜細胞だったりする。ここまでが新しい科学であるオプトジェネティクスの半分、つまり光学（オプティクス）に関わることだ。もう半分は遺伝子工学と、人の細胞を操作してロドプシンを生産することに関わるので、オプトジェネティクス（光遺伝学）という名がつけられたのである。

これはどのように獲得されたのだろうか。進化の過程で、ロドプシンが網膜細胞でつくられるようになったことはすでに述べた。このたんぱく質は目の中でつくられるが、ロドプシンのDNAはすべての細胞に潜在的に存在する。DNAは脳細胞にも存在するが、たんぱく質をつくれるのは目だけなのだ。デトロイトの化学者、潘卓華は、ロドプシン遺伝子を目が見えないマウスの機能していない網膜細胞に導入する研究を行なっていた。彼は最終的に、ロドプシンたんぱく質の遺伝コードを持つ微生物を使ってそれを成し遂げた。[5][6] 目が見えないマウスはロドプシンたんぱく質をつくり始め、光で網膜が活性化されて、マウスは目が見えるようになった。それと同時に、アメリカとドイツで共同研究している科学者が、海馬のニューロンを遺伝子操作してロドプシンを生産させ、そのニューロンに光を当てて活性化させた研究を発表した。[7] オプトジェネティクスのおかげで、光を当てることで電子を活性化できるようになったのだ。この遺伝子工学により、リアルタイムで記憶の働きを、ニューロンのレベルで見られるようになった。

利根川はこのテクニックを使って、記憶の形成、さらに最近では〝偽りの〟（と彼が呼ぶ）記憶の形成を調べている。近頃ボストンの利根川の研究室から私たちのトリニティ・カレッジ神経科学研究所に戻ってきたトマス・ライアンが、利根川とともに行なったある実験体験を話してくれた。[8] マウスをありきたりの青い箱に入れる。そのマウスの海馬ニューロンにロドプシンを導入して、その記憶を標準化した。次に彼らはマウスを赤い箱に入れて床から電気ショックを与える。マウスは怯えて動けなくなるという典型的な恐怖反応を見せた。このマウスの青い箱の記憶は情動的に中立だが、赤い箱の記憶は情動的に負荷がかかっている状態にある。実験の次の段階では、マウスを再び青い箱に入れると同時に赤い箱の記憶をつくっている細胞集成体に光を当てて活性化させる。するとその後、マウスを前は情動的に中立だった青い箱に戻すと、怯えて動かなくなった。恐怖が赤い箱から青い箱の記憶に移されていた。彼らは青い箱の記憶に情動を結びつける操作をしたのだ。

この見事な実験は、精神科医の私からすると一つだけ問題がある。それは「海馬に偽りの記憶をつくる」というタイトルである。[9] 私がこのタイトルに目をとめたのは、情動的に中立な記憶に情動を書き込むことが偽りの記憶を生じさせることになるとは考えなかったからだ。それは人々が常にしていることだ。たとえば、いつもは子どもに優しくて無害な親が、酒を飲んだときだけそうでなくなることはありうる。親が突然攻撃的になったり手が付けられなくなったりした経験による恐怖は、親の記憶を変えてしまう。それは情動が結びついたからだ。疑問としてとりあげられうる第二の問題は、人為的につくられた記憶は、偽りの記憶なのか、というものだ。記憶がどのように誘発されたのか――マウスのニューロンの内的な刺激を通じてなのか、外部からの知覚を通じてなのか――はともかく、実体としての経験が神経上に形成される。本人の外部から声が聞こえる幻聴は、本当に人が話しているのを聞いているのと同じくらいリアルではないだろうか。共通の現実ではその出来事は起こっていないと言われるかもしれないが、幻聴であれ、本当の人の声であれ、どちらも神経上の記憶の実体が土台になっている。利根川の実験から確実に言えるのは、記憶は人為的な手段で変えられるということで、これは変えられた記憶が本物か偽物かよりも、はるかに興味深い。

オプトジェネティクスの技術を人間の脳障害の治療に応用する方法はいくつも考えられるが、まだしばらく先のことになるだろう。一つの考えとしては、光で活性化する脳の神経インプラント、たとえば光に反応するペースメーカーのようなものをつくり、脳の機能を変容させる。またこの技術を逆に、神経活動を停止させるのにも用いることができる。ロンドン大学ユニバーシティ・カレッジの神経学研究所で行なわれた研究では、ラットの皮質のてんかん発作を抑えることができた[10]。てんかんは細胞の無差別な発火が過度に起こることで、この研究では光が当たると発火するよう抑制性ニューロンに遺伝子操作を施した[11]。一九五三年にHMに施された難治性てんかん治療のための海馬切除から、二〇一二年には光による発作の抑制へと、医学は進歩した。その間たった五九年しかたっていない。

オプトジェネティクスのもう一つの重要な研究応用例は、記憶回路のどの部位がどの治療に有効なのかを調べることだ[12]。損傷した海馬ニューロンにオプトジェネティクスの刺激を与えることで、うつや認知症を改善できないだろうか[13]。いつか脳クリニックで、損傷した記憶回路を、目的を絞って再生できるようにならないだろうか。トラウマ治療にも使えないだろうか。オプトジェネティクスの物語は、異なる分野の専門技術――遺伝学、物理学、自然科学、神経科学、光学、医学――を集めると、そこで用いられた知識が驚くほど進歩するということを示している。インターネットでつながれる新しい時代と、科学分野間の相互協力で、いまはそれが可能になっている。

バランスの取れた記憶の抑制に関する新しい考え

記憶の想起に関連するのが、覚えていることと忘れることを調べる新しい科学である。感覚インプットは常に、比較的安定したシナプスの組織の網を通って進んでいく。固まった既存の組織と、現在の経験に起因する破壊との間の力学について研究されていて、それは〝競合的維持〟と呼ばれる[14]。私は記憶の興奮と抑制の力学について、神経科学研究所の同僚であり友人のマニ・ラマスワミからいろいろと教えてもらっている。彼はこの力学の分子メカニズムを、ショウジョウバエの研究を通して調べている[15]。マニの研究から私が学んだことは、神経の抑制は私たちの感覚情報をフィルタリングするための、能動的かつ不可欠なプロセスであり、これがないと感覚情報があふれて混乱が生じる、ということだ。また注意を向けて記憶するものを選抜する複雑なプロセスは、脳細胞レベル、分子レベルで計算できることも興味深い。私たちが経験することは、自己認識と内省を通して直感的にとらえたり、心理学的に調査、測定したり、行動を測定することで探ることはできるが、それは常に細胞レベルでも起こっている。起こっているのは、何百万もの正の電荷と負の電荷の集合ではあるが。

神経科学の研究の疑問の一つに答えようとすると、もっと多くの疑問が出てきて、これまで手つかずだった、きわめて複雑なシステムが丸ごと開かれることが多いように思う。何が記憶されるかを検証するプロセスで、抑制バランスの新しいプロセスが開かれる。神経生理学にはとても多くの可能性があり、神経接続とネットワーク形成には膨大な数の結果が考えられるのだ。私たちが本当に知っているのは、直接的な感覚の世界があって、感覚経路を通って脳に信号を運び、それが抑制性のシナプスと抑制解除のシナプスがもつれあう中で、回路同士、ネットワーク同士でぶつかって、神経構造の一時的あるいは永続的な変化につながるということだけだ。個々の神経プロセスは最終的に科学法則で決まるが、私たちがその法則を理解したところで、結果幅は無限である。記憶が実際の出来事に忠実であることなどどうして可能だろうか。

失われた領域

利根川は、オプトジェネティクスを使って扁桃体を刺激することで幸せな記憶を回復するようなこともいずれ可能になると信じている。神経科学はいまや時間の神経ダイナミクスも扱うようになったが、プルーストの失われた過去の幸せな記憶を取り戻すという利根川の夢は、私は幻想だと思う。

壁に囲まれたセメントの庭のように、現在と接していない保護された記憶があるだろうか。人の記憶にはほとんど干渉されずに残っている何かがあると感じられるかもしれない。存在はしているが、再び入ることができない場所、直感的に知る場所、失われた領域が。二〇世紀初頭、プルーストの『失われた時を求めて』と同じころに書かれたフランス文学の偉大な古典小説の一つに、アラン＝フルニエの『モーヌの大将』がある。英訳では『失われた領域』とも題されているが、森の中で見たはずの謎めいた場所をさがす物語だ。その場所の記憶は夢のようにぼんやりとしているが、鮮明なイメージが時間感覚のないまま変化し、子ども時代の記憶と性的な目覚めが混ざり合う。モーヌが思い出す、迷路のような森のどこかにあった夢のようなイメージと感覚は、私には、消えてしまった素晴らしさの思い出のように思える。語り手のフランツはモーヌに、きみは過去には戻れないと注意するが、主人公はそれがわからず悲劇的な結末を迎える。恋に夢中な若者には受け入れがたいかもしれないが、失われた場所をさがすことから、同じ経験は決して生まれない。

第15章　いちばん古い記憶

過去は本当に過去なのか？……先祖から伝わるものは過ぎてしまった過去の遺物としてではなく、出来事、関係、そして現在の主体性を活かす永続的なエネルギーとしてとらえられている。

——アン・マルホール(1)

集合的記憶

私たちは、自分が属する世界を理解する知識や背景を、他者から学ぶということは明白である。集合的記憶はふつう文化的記憶という概念にまとめられているが、私たちの奥深くにある集団的記憶の多くは生物学的なものでもある。私たちは白紙に近い状態で生まれてきて、そこに経験が書き込まれていくとはいえ、人間は何よりもまず、進化上、前に存在していた生物の性質を受け継いでいる。地上のすべての生命体は集合的な遺伝的性質を共有している。ある個体独自のゲノムは、その家族だけでなく、藻から類人猿にいたる遺伝上の祖先まですべて含めた遺伝子プール内の遺伝子から構成されている。細胞の集まりからどんな生物が現れるかは、生物がどのように組織化されるかによる。

ヒグマと母系記憶

ダブリン大学トリニティ・カレッジの卒業生で、アイルランドで人気の詩人ポーラ・ミーハンは、奥深い生物学的記憶を探る「アルテミスの慰め」という詩を書いている。その詩はトリニティ・カレッジとオックスフォード大学とペンシルベニア州立大学の共同研究における、アイルランドのヒグマについての学術論文から着想を得ている。[2] アイルランドではヒグマは約二万年から五万年前の氷河期以降生息していない。一九九七年にアイルランド西部のスライゴ山の洞穴で、雌のヒグマの骨が発見された。驚くべきは、そのヒグマのDNAの特定の部位（ミトコンドリアDNA）が、北極に生息するすべてのホッキョクグマの中に存在していることだった。ミトコンドリアはすべての細胞内に存在し、細胞のためのエネルギーをつくる。細胞の発電所と呼ばれることもあるが、独自のDNAを持ち、細胞内で独立した小さな生物のようなものだ。ミトコンドリアDNAのコードは、ヒトを含めほとんどの種で、母親から修正なしにそのまま受け継がれる。これは母系遺伝と呼ばれる。つまりアイルランドのヒグマは、すべてのホッキョクグマの祖先ということになる。一頭かあるいは複数頭の雌のヒグマが、どうにかして北極に渡り——当時は北極の陸地とヨーロッパはつながっていた——北極のクマと交配した。アイルランドの西側から、ミトコンドリアDNAは何万年ものあいだ形を変えずに広がり、すべての雌のホッキョクグマの体内で生きた燃料として、いまだ細胞を発火させている。ポーラは永遠に埋め込まれた雌の生物学的記憶に思いを馳せ、〝機械の子どもたち〟、つまりインターネット第一世代の表層的な記憶と比較している。

彼らは記憶《メモリ》の話をする、それを買ったとか、安く買ったとか、
記憶の伝承を職業とする私は、黄金色をしたハチの巣状の永遠の意識に
コード化された時間を調べる。私は自分の本を焼き、書庫全体を焼く、
細胞から細胞へと燃え移りシナプスを燃やす炎、その細胞の中では、
消える運命で溶けていく、蠟で固められた六角形の小部屋に記憶が眠っている。(3)

永遠に受け継がれる雌の記憶の奥底に存在し続ける、おそらくロマンチックな、そして母性的な愛情……「広大な氷原をゆったりとやってくる恋人を洞穴の入り口で待っている」……「すみかのまわりにいる自分の子たち」、私の「愛しい、雪と優しい忘却の香りがする子たち」を夢に見る。

私たちの記憶と情動経験には、進化上の祖先が包含されている。たとえば人間はにおいの記憶に、すぐさま感情的に反応することはすでに述べた。これは、はるか昔の意識的な考察を行なわなかった祖先には、危険に対して反射的に認識・反応する必要があったからだ。人間と比べて大きな嗅覚皮質を持つラットは、においに対してすばやく反応ができるからこそ生きていける。そ

して私たちも、この情動経験を受け継ぐという幸運に恵まれた。場所が人間の記憶システムの中で中心的な役割を持つのはおそらく、動物をつかまえたり食べ物を集めたりするとき、食べ物がたくさんあった場所に戻り、危険な場所を避けることが重要だからだ。人間の脳に生まれつきたくさんの能力が備わっているのは、人間の世界ではなく、系統発生上の祖先にとって必要なものだったからだ。

文化的記憶

深い生物学的記憶は背景で常に低いうなりをあげているが、文化的記憶は、私たちが新しい記憶を構築し、世界を理解するためにすべてをまとめるとき前面に押し出される。ベルリンのマックス・プランク研究所のポール・バルテスとタニア・シンガーは、分けては考えられない生物学的記憶と文化的記憶の、個々の記憶システムへの寄与について次のようにまとめている。

> 心は二つのシステムが相互に影響しながら構築される生物・文化的なものであるという全般的な合意がある。体内の遺伝－生物学的システムと、体外の物質－社会－文化のシステム。脳はこれら二つの継承システムを合わせてできるものだ。[4]

生物学的記憶と文化的記憶は分けられないことを認識しつつ、彼らは現代の世界では、社会－文化的な影響のほうが大きいと結論づけている。私は自分が見たり気づいたりしたことから、平均的な生活では、私たちが注意を向けて記憶することにとって社会－文化的記憶との浸透的な関係が何よりも重要であると確信するようになった。

集合的記憶という用語は、一九二五年にフランスの社会学者モーリス・アルヴァックスが考案したものだ。アルヴァックスの主張の中心は、人の私的な記憶は集団的記憶の枠組みの中に存在し、集団的記憶がなければ私的な記憶は意味も文脈も持ちえない、ということだ。「しかし、人はふつう社会の中で記憶を獲得する。その記憶を思い出し、認識し、他の記憶との関係の中で位置づけるのも、やはり社会の中でのことだ」[5]。彼は一つの文化的な信念や記憶――彼が〝枠組み〟と呼ぶもの――には、社会が変わるにつれて、少しずつ他の信念や記憶が入り込んでくると考えていた。以前からあった枠組みに新しい考えが少しずつ入り込んでくるということは、全体の安定を維持しながら、それらをつくる考えは少しずつ性質が変わっていくということだ。これは、キリスト教以前からキリスト教時代へ移るときの儀式の保存や改名に、シンプルな形で見ることができる。その典型例が、キリスト教以前には冬至の祝いだった行事が、キリスト教のクリスマスに取って代わられたことだ。

お気づきかもしれないが、文化的記憶のダイナミクスは、個人の記憶のそれと似ている。固定されて変化しないものではなく、現在によって常につくりかえられている過程にある。まるで人間の皮質ネットワークのような組織が、集団にも存在しているようだ。それがときに解体されながら、ゆるやかにまとまりつつ、膨大な感覚インプットの流れによって常に形を変えている。アルヴァックスが気づいたように、過去は保存されているのではなく、現在の信念に基づきつくり直されているのだ。この修正プロセスについての彼の説明は、個人の記憶についての説明と同じで、記憶の混乱はセルフ・ナラティブが変化するために起こる、というものだ。「……私たちはいくつもの記憶の中から……そのときの自分の考えと一致するものを選ぶ」。集団的記憶の保存状態はかなり頼りなく、個人の記憶と同じくらい変わりやすいようだ。

最古の物語

動き続ける人間の文化のうねりの中にあって、一つ変わらないのは、おとぎ話である。それらは最古の物語であり、普遍的だがそれぞれの土地に深く根ざし、世代から世代へ口づてに伝えられてきた。私は地方のおとぎ話文化の中で育った。意外かもしれないが、私の世代のアイルランドの田舎育ちの人々は、口伝えによる文化の伝承がまだすぐ近くにあった。私の記憶の奥深いレベルに、おとぎ話の力が埋め込まれている。私がおとぎ話に産後精神病のモチーフが隠れていることに気づくまで数年かかった。エディスの病的な妄想は単に恐ろしいだけでなく、何かにとりつかれた子どもという、文化的になじみのある物語を暗示していることに衝撃を受けた人は、私以外にもいるだろう。私はエディスの経験に、ハリウッド映画のような高揚をともなう共感ではなく、自分はこれを知っているという、やや距離のある親近感を感じていた。

アイルランドのおとぎ話は、他のヨーロッパのものと同じく、二〇世紀に入ってようやく文書として記録されるようになった。当時、〝ケルトの薄明〟という運動――数十年前にドイツのグリム兄弟が先導していた運動に近い――が起こり、国民文化を保存する機運が高まった（グリム兄弟が収集した民話やおとぎ話のオリジナル版は、いま子どもたちが読んでいるものとは驚くほど違っていて、上質なファンタジーではなく現実の生活を反映したものであることを示している。シャルル・ペローが一七世紀末にまとめたフランスのおとぎ話はヨーロッパ初の伝承民話のコレクションで、「青ひげ」などいまも本来の残酷さを損なわずに翻訳されている）。アイルランドの言語、歴史、宗教は、英国支配下において数百年間禁止されていたことがあるので、アイルランドの民間伝承を文書化することには特別な意味があった。国内で話されていたアイルランド英語は、アイルランド語の文法構造とイングランド語の単語が融合したものだった。口語アイルランド語は西部、北部、南部の海岸沿いの小さな地域での主要言語であったし、いまでもそれは変わらず、それらの地域でおとぎ話が語り継がれてきた可能性が高い。簡潔なアイルランド原語は単語数が相対的に少ないため多義性が高まり、含蓄に富むおとぎ話にはとても適している。

ダグラス・ハイドは一八九〇年に初めて、純粋なアイルランドのおとぎ話と民間伝承を文献にまとめたが、そこでは（イェイツの説明によれば）人々が〝まさに話している言葉〟を使った。ハイドはケルトの薄明の中心的人物の一人だった。そのグループの何人かは、一九一六年のイースター蜂起から始まった独立戦争の革命論者となった（ただしイェイツとハイドは違った）。ハイドはアイルランド語で語られる物語を自分で聞いて集め、イングランド語の対訳を見開きのページに書いた(6)。いま私の横に、この『炉辺にて（*Beside the Fire*）』の初版本を置いてあるのだが、これは隣人のメアリーのもので、彼女が結婚した相手がダグラス・ハイドの孫だったのだ。二つの言語で熱心にアイルランドのおとぎ話を書きつづったダグラス・ハイドは、一九三八年に新たなアイルランド共和国初代大統領になった。そう考えると、私の幼い想像力の中におとぎ話がしっかり織り込まれているのも、あまり驚くことではない。

私たちきょうだいはアイルランドのおとぎ話の魔法に魅せられて育った。夏の間は、母の家族が数世代にわたって住んでいる、アイルランド南西部にあるケリー州ラソランの小さな農場で過ごした。アイルランドには頭に〝ラス（Rath）〟がつく地名が多いが、これはアイルランド・ゲール語で、盛り上がった円形の土地を意味する。その土地の頂上は平たくなっていて、そのまわりを木（サンザシが多い）が取り囲んでいて、そこには不思議な力があると考えられている。ラスの下には妖精が住むと言われていた。農場を経営していたジムおじさんは私たちに、隣人がサンザシを掘り起こそうとしたが、何度やってもサンザシの木にトラクターを押し返されたと話してくれた。ジムおじさんはトラクターを持っておらず、毎朝ミルク桶を馬が引く荷馬車で運んでいた（馬が死ぬまで）。私にとって大切な夏の思い出は、朝早くこっそりとベッドから抜け出し、きょうだいの中で一人だけ、ジムおじさんの荷馬車に乗せてもらって乳製品加工所に行ったことだ。

「ただ人生なのだ」

W・B・イェイツもアイルランドのおとぎ話の魔法に魅せられ、著書『アイルランドの民話とおとぎ話（*Irish Folk Stories and Fairy Tales*）』の序文でダグラス・ハイドの著作について「滑稽でもなく悲しげでもない。ただ人生なのだ」と書いている。イェイツの有名な短い詩「さらわれた子供」はおそらく、原因不明の子どもの死が多かったことに関係している。

あちらへ行こうよ、人の子よ。
湖へ、荒れ果てた野へ、
妖精と手をたずさえて、
この世にはおまえの知らない嘆きがいっぱい。

（引用は『対訳　イェイツ詩集』高松雄一編〔岩波文庫〕より）

これを読むと、エディスと、彼女の子どもがそっくりな偽物と取り替えられたという病的な思い込みが頭に浮かぶ。子どものすり替えというモチーフは世界共通だ。偽の子どもは、本物をさらった妖精が代わりに残していくと信じられていた。イェイツが記録した、子どもをすり替える妖精が出てくるある物語では、ミセス・オサリヴァンという女性が、自分の赤ん坊が〝妖精の泥棒〟にすり替えられたと信じていた。おとぎ話の通例として、彼女はその土地の知恵者の女性に相談する。すると、大きな鍋を火にかけて卵の殻をゆでるよう助言される。卵の殻をゆでるのは、ばかげた行為だ――卵はゆでても殻はゆでない。もし赤ん坊が何の知識もない本物なら、殻をゆでていても驚かないだろう。しかしもしすり替えられた偽物なら、殻をゆでるというおかしな振る舞いについてすぐ何か言うはずだ。ミセス・オサリヴァンが卵の殻をゆでていると、赤ん坊（すり替えられた偽物）が「マミー、何してるの？　何を煎じているの？」と、とても年老いた男の声で尋ねた。そもそも話ができることで「それが偽物であることに疑問の余地はなくなった」。すり替えられた子が話すのは、産後精神病の女性が経験する幻聴と、赤ん坊がすり替えられたという妄想を暗示している。そして知恵者の女性ではなくミセス・オサリヴァンが赤ん坊を殺す——これは産後精神病を治療せず放置したとき、珍しくない結末である。

民話に出てくる子どものすり替えはおそらく、精神医学における、すり替え妄想である。産後精神病のすり替え妄想は、その女性のまわりにいる誰もが対象になる可能性がある。赤ん坊、夫、パートナー、もし入院しているなら医療職員まで。ベスレムで働いていたとき、すり替え妄想が珍しくなかったため、女性が心を閉ざしていたら慎重にその考えを提示し、すり替わっていると思うのは病気の一部であると言って安心させていた。記憶に残っているある女性は、自分が妊娠した夜、夫が悪魔によってすり替えられたと信じていた。いまは本物の夫だが、妊娠した夜には悪魔に乗っ取られていたと。

産後精神病のケースの約半分で、患者は前に精神病の症状はなく、青天の霹靂のごとく発症していた。患者にとっても近くにいる人々にとっても、それは困惑するしかない経験だった。おとぎ話では、子どもを生んだ女性の劇的な変化は、母親がそっくりな身代わりと入れ替わったということになる。グリム兄弟が収集した話の中にも、そのようなものがある。

翌年、王妃様にかわいい王子様が生まれたとき、王が狩りに行っている間に魔女が小間使いの姿で現れ、王妃が産後の養生をしている部屋に入ってきた。……魔女は王妃を浴室に連れていって鍵をかけた。中には激しく火が燃えていて、美しい王妃は息を詰まらせて死んだ。

……そして魔女は自分の娘の見た目を王妃そっくりにして、王妃がいたベッドに寝かせた。

他のバージョンでは、子どもを生んだばかりの母親が、妖精の子に乳をやるためにさらわれる。数年後に戻ってきたとき、だいたい母親は大きく変わっている。また別のモチーフでは、子どもを生んで母親が眠れなくなり、疲れてようやく目を閉じたとき、待ち構えていた妖精が偽物の赤ん坊をゆりかごに寝かせた、という展開もある。これは精神病で不眠になると、すり替えの妄想が生じることを示唆しているかもしれない。アイルランド版の知恵者の女と言うべき〝妖精の医者〟は、おとぎ話のもう一つの重要な側面であり、妖精の医者は出産にまつわる助言をよく与える。アイルランドの小さな州の妖精の医者について、民話研究家のエリン・クラウスはこう書いている。

妖精が住む中間の世界は、時間の境界で覗き見ることができる――夕暮れや真夜中、ハロウィーンやメイ・イブ（ヴァルプルギスの夜）だ。そして場所の境界――町のはずれ、潮流の間、庭の端で。……同じように、推移する状態、たとえば誕生、性的な成熟、死などは、妖精界に近づくことと関連づけられる。(7)

土地のおとぎ話の伝統的な話し言葉は、ウォルト・ディズニー的な健全で普遍的な語りに変えられてしまった。そこでは神は常に正しく、純粋な者が報われ、無能や怠惰な者は罰せられ、邪悪な者は滅びたり痛めつけられたりする。そのような展開では、美化されていないオリジナル版のテーマである、人間の生活、特に女性の生活が正しく描かれない。おとぎ話研究者のマリナ・ワーナーの著書『ワンス・アポン・ア・タイム――おとぎ話小史（*Once Upon a Time: A Short History of Fairy Tale*）』（二〇一四年）に、グリム兄弟がドイツの大学町であるマールブルクの病院に、民話の語り手として有名な老女を訪ねたときの話がある。老女はグリム兄弟に自分が知っている物語を教えようとはしなかった。そこで兄弟は幼い女の子に、老女から物語を教えてもらうよう言い含め、ようやく彼女から物語（シンデレラの話）を聞き出した。マールブルクの老女は少女に語り、グリム兄弟はその少女からシンデレラの話を伝えてもらったのだ。

ワーナーは次のように書いている。「おそらく老女はエリートである若い男に、（女性が持つ）秘めた思いや復讐の欲望をのぞかれたくなかったのだろう(8)」。シンデレラのオリジナル版では、〝醜い〟姉たちは自ら踵とつま先を切断して、完璧とされている女性のためにつくられた、完璧な靴をはこうとした。シンデレラの亡き母親の復讐への執念により、恋と希望の鳥である鳩が姉たちの目をつついてえぐり出した。元のおとぎ話の主観的なテーマはとても残酷なのがふつうだが、それを感じにくいのは、主観的な情動が文章として書き込まれていないからだ。イェイツが述べたように、それらは「滑稽でもなく悲しげでもない」。おとぎ話では、親が自分の子を殺す。野生の狼が幼女を食い殺すためにその祖母を食い殺す。父親からレイプされるのを避けるために少女がヤギに身をやつす。赤ん坊や子どもがさらわれて何年も閉じ込められる。子どもたちが食べられる。……それでいて物語で感情は語られず、読者もほとんど動揺しない。子どもたちが話をするときのように、出来事が次から次へと語られる。

物語がこのように伝えられるのは、そこに含まれている、大人の女から少女へと伝えられる情報がきわめて重要なため、主観的感情でゆがめられてはならないからだと私は考える。大事なのは物語の解釈や、人がどう感じるか、何が正しくて何が間違っているかではない。近親相姦やレイプや殺人や女同士の対抗意識があるのは間違いないので、少女は自分を守るためにそれを知り、学ばなくてはならない、という事実である。こうした物語は生きて生き残るための貴重な情報であり、美化されたナラティブにしてはいけないのだ。女たちがこれらの物語を継承する力、理想化・客体化されていない女の生の生き方は、私にとって、本当に奥深い女性の集団的記憶であり、母や恋人としての永遠のヒグマのダークサイドである。

結びとして

私は、脳は部位ごとに機能が明確に分かれている経路で、精神医学はその中の情動‐記憶回路のブラックホールのどこかに位置づけられる、と医学部で教えられた時代から、接続された脳についての科学的理解が進み始めた時代を生きてきた。一九八〇年代には神経科学科というものは存在せず、一九九〇年代にもほとんどなかった。脳についての学問はすべて新しく、歴史的に見ればほんの一瞬で生まれた。私はこの学問が発展する中で脳について学んだが、この新しい知識についての基準、いわば基礎的記憶は、自分自身の経験、患者の経験、そしていまでは科学的に理解されるようになったことを直感的にわかっていた過去の創造的で偉大な思想家たち――心の内を見つめることに没頭し、それに関わるプロセスに名前がつく前から記憶という経験について執筆した偉大なる芸術家たち――に根差している。誰もがそうであるように、私も知識と経験の両方から学んでいる。根本的な記憶は、確立した科学的知識か、美化されていないおとぎ話の集合知、あるいはきわめて高い創造性を持つ人たちの才能の土台の上にあるのかもしれない。

知識と経験が混ざるのは、人間の記憶システムにいくつかの段階があるからだ。新しい経験は可塑性に富む海馬――メモリー・メーカー――に保持され、しだいに可塑性が低くより強固な皮質に統合される。現在の経験と記憶は複雑な前頭前皮質のネットワーク――ストーリーテラー――に統合される。この複雑さの頂点では、記憶は想像の中で意識的に操作される。このレベルで、記憶は外部からの感覚インプットなしに機能させることが可能で、その能力を使って新たな思考パターンをつくったり、想像や創造をしたり、世界の理解を変えたりすることができる。私たちはこの総合的な記憶を通して自己認識を育み、他者もまた同じように自己認識を持っていることを理解する。こうして私たちは、すべての人に共通する、実存的な孤独と、他人から離れられないという、人間特有の状況を理解するようになる。他人は人類を映すものであるという理解が、思いやりという人間の美徳の神経基盤である。

精神医学で重要なことは、経験を理解して名前をつけることだ。そのため神経科学、さらに一般社会は、精神病の患者から記憶の形成に関わるプロセスについて多くを学ぶ。精神病は脳の統合作用、ネットワーク機能の不調が関わっていると思われるが、それらについては、ネットワーク神経科学とコネクトミクスを通じてようやく理解が進み始めたばかりだ。この科学が発達すれば、精神病が主な研究対象になると思われ、それが精神病への負のレッテル貼り（スティグマ）がなくなるきっかけとなると私は思っている。ここで言っておかなくてはならないのは、私の患者の大半は、私ほど楽観はしていないということだ。彼らは精神病に対するスティグマの影響を免れない。彼らは実際に病気になり、たとえ自分が内在化されたスティグマを乗り越えたとしても、だいたいにおいて他人はそうではないことを知っているからだ。人生には病気、別離、死、失敗など、避けられない苦しみがある一方で、不必要な苦しみもある——おそらくすべての苦痛の中で、それがもっとももつらいものだろう。

ベスレムの森とアナグマの巣を観察していた時期に私が学んだことは、何年もあとになるまで気づかなかったが、エディスのフラッシュバックは、出来事の記憶であると同時に、経験している出来事であるということだった。初めて小さな墓石を見た経験が、墓石とそれに結びつく恐怖をコードした特別なニューロンに刻印される。墓石を次に見たとき、樹枝状に広がったニューロンが、嵐のときに木を照らし出す稲妻のように発火し、新しい経験を生み出す。エディスを見て私は、記憶が本質的に神経にコード化された経験であることを痛感した。この経験は芝居の再演のように復活し、心の痛みを生じさせることもあるし、埋もれた過去の心という屑屋の店先から、秘密の直感を引っ張り出すかもしれない。

神経科学者はプロセスとしての記憶について語り、精神科医は経験の置き場所としての記憶について語るかもしれない。神経学者なら、特定の記憶機能不全を引き起こす脳の特定部位の病理について語るかもしれない。しかし記憶は、現在の経験と記憶ネットワークが相互に作用する、広く隅々まで接続された中で、ニューロンの無限のぶつかり合いと発火から生まれる。豆電球のように明かりがついたり消えたりする微小なシナプスの活動が脳全体に影響し、その脳全体への影響が意識的な経験として現れる。エディスの言葉を借りれば「記憶は本物」であり、経験であることに反論の余地はない。さまざまな考えが現れては消え、文化的な時代精神の海の中に漂うが、人間の生きた経験は、結局のところ考えより大きい――脳と同じように、経験を単純化することはできないのだ。

あとがき

どんな科学的記事でも、著者は最後に〝限界〟をテーマにした、自分たちの研究の不備についての文章を書く。その発見がなぜ正しくない可能性があるのか、なぜ一般化できないかを説明する細かな点を列挙し、最後はだいたい、その研究にはおのずと限界があり、断定することはできないので、さらなる追試が必要であるという結論になる。このあいまいさとどっちつかずの表現は、科学の外の世界が望むこととはまったく逆である。そこでは端的でわかりやすい情報が求められ、全体的にあいまいさは嫌われる。医者はあいまいさを抱え込み、経験と知識に基づいて推量することが多い。そしてそれは、身体システムの機能のさまざまな段階や欠陥、その欠陥の原因を正確に評価できる機械が現れ、さらにある特定の病気をターゲットとした生物学的療法、あるいは薬物療法が開発されるまで続く。精神科医が治療に関わるのはその後の最後の段階である。精神医学は最も複雑な機関の最も複雑な側面を扱うものだからだ。だから私は最後に、本書の内容は現在の知識に基づくもので、この分野についての研究は、本書の執筆中も、その後みなさんが読んでいる間も進歩を続けているということを強調しておきたいと思う。

すばらしい二〇一八年の夏を無事に過ごし、私の頭の中には待ち遠しいイベントがたくさんある。私はアイルランド国民投票の喜びのあとに続いた長く暑いこの夏のことを、決して——自分で覚えている限り――忘れないだろう。ハウスの崖から望む遊泳可能な北向きの入り江は、寒さのために藻類の大発生を免れている。遠くのブイまで泳いだあと、私はよく岩の上に寝転んで熱を感じながら、その夏の幸せをもたらしたものによって予知記憶がきらめくのを感じたものだ。私は海で泳ぎながら記憶の中で泳いでいた。

温められた石、鮮やかなローズオレンジの夕焼けの中、あるいは早朝の穏やかな光の中での泳ぎ、体を乾かして着替えながらおしゃべりする水泳仲間たち、泳ぎ自体はごく短くて話すほどのこともない。家で過ごす最後の夏になる上の子の存在への意識、毎日の執筆。いまこうした熱中を手放し、短くなっていく昼に向き合わなくてはならない。ガストン・バシュラールは冬についてこう書いている。「最も古い季節であり……われわれの記憶に年を刻み、はるか遠くの過去へと連れていく」

本書を、たとえ一部でも読んでくださったことに感謝し、私がこれを書いているときの楽しみの何分の一かでも、楽しんでいただけたら幸いである。

謝辞

両親のエスターとショーン、きょうだいのジョー、マイラ、テレスには、思い出を与えてくれたことに対して。原稿の一つを読んで細かく意見をくれたジョーには特別な感謝を。

テッド・ディナンは私の第一のメンターであり友人でもあり、大きくて重い考えを扱いやすく切り分けて再構成して学べるようにしてくれた。

ロビン・マレーは二番目のメンターで、自分の疑問をどう追究するかを見せてくれた。私のすべての患者に。自分の物語を私や他の人と分かち合い、読めるようにしてくれたことに、多大な感謝の念をおぼえる。

世界の仕組みを明らかにしてくれた科学者たちに。本書では特に自分の好きな少数の、多くの偉大な科学者のごく一部にしか触れられなかった。トリニティ・カレッジ神経科学研究所というユニークな組織の同僚たちに大きな感謝を。そこでは精神科医、神経学者、実験科学者が助け合い、知識を分かち合う楽しさと活気に満ちた雰囲気の中で仕事をしている。書籍も執筆する神経科学者で、私を商業出版の世界に紹介してくれたシェーン・オマラに特に感謝している。

同僚の精神科医たちとは、大学間の交流と共通の経験をしているという意識が、他に類を見ない絆を生む。

メアリー・コスグローヴとは、「メランコリアと脳」という神経人文科学プロジェクトで共同研究を行なった。〝硬化した二分法〟についての会話で私が彼女から学んだことの半分くらいは、彼女にも私から学ぶことがあったことを願う。

詩人のポーラ・ミーハン。アイルランドでは詩人に特別な場所があり、それはケルト時代にまでさかのぼる。ポーラとの会話から、詩人はその時代の本物の回顧録作者と呼ばれる理由がよくわかった。ポーラはプルーストと同じく、その中心に近いところにいる。つまり自分自身、そして他人の経験の観察者なのだ。

ビジュアル・アーティストのセシリー・ブレナン。彼女の創造的な洞察力のおかげで、それがなければ決して到達できなかったところへ行けた。

ダイレは、挿し絵の整理を手伝ってくれた。

イラストを担当してくれたソーカ・ファレルと、その夫で原稿を読んでくれたクリス・コーリーに。

私の友人たちは笑いと楽しみをくれ、苦しいときも楽しいときも、トラウマと記憶を分かち合ってくれた。

シアンとローアンは、大きな喜びと何より美しい思い出をくれた。

賢明で有能なエージェント兼ときに編集者のビル・ハミルトンは、形になっていない状態の原稿に目を通し、私が自分で書いてあることを理解する手助けをしてくれた。

担当編集者のジョゼフィン・グレイウッド、その鋭い目と耳がなければ、一冊の本としてのまとまりが感じられないものになっていただろう。

私のスイミング仲間たち、とくに「オーカス２」の仲間のおかげで、日常の安静を取り戻すことができた。

訳者あとがき

もしある日突然、自分が誰なのかわからなくなったら。見知らぬ人が家にいて、自分の夫や妻だと言い張ったら――こんなシチュエーションは小説やテレビドラマでよく見られる。そこまで劇的でなくても、記憶に関する不思議な体験、背筋がぞっとするような恐怖を経験した人は多いのではないだろうか。

たとえば誰かと会う約束をしてメモまでしているのに、すっかり忘れていて、相手に指摘されても、約束したときの状況をまったく思い出せない。これは私自身の話だが、しばらくはなぜそんなことが起こったのか、他に忘れていることがあるのではないかと、かなり不安にかられた。これがもっと重大な約束で、その後の仕事や自分の信用に関わるようなことだった場合、ひょっとして相手が嘘をついているのではないか、まわりの人が口裏を合わせて、自分を騙そうとしているのではないかとまで考えたかもしれない。

本書の著者のヴェロニカ・オキーンはアイルランド人の精神科医で、トリニティ・カレッジの教授でもある。精神疾患の治療や研究は、いまや脳研究と切り離せない。彼女は記憶について、以前は医学や心理学理論、脳の病気によって起こる記憶障害、精神医学での画像分析や分子研究といったものでしか考えていなかったが、ある女性患者と出会って、記憶の重要な側面を見逃していたことに気づいたと言う。それは患者自身の主観的経験の重要性である。

その新しい気づきのきっかけとなった患者は産後精神病で、自分が生んだ子供が何者かによってすり替えられ、本物は近くの墓地の小さな墓に埋められているという妄想を抱いていた。墓石が少しずれているのを見てそれを確信し恐怖にさいなまれるといった内容だ。著者を含めた医師のチームは彼女に投薬治療を施し、それが功を奏して妄想は少しずつ消えていき、患者は数週間で退院した。そのときには赤ん坊をすり替えられたというのは事実ではなかったことも理解していた。ところが数か月後、近所の墓地のそばを通りかかり、あの小さな墓石を見たとき、以前の妄想がよみがえり、一瞬、当時と同じ恐怖を感じたと言う。それは本人だけの主観的経験だが、脳神経の発火で生み出された、感覚をともなう「本物の記憶」だった。以降、オキーンは当人の内的な感情や感覚的経験にも目を向けるようになったと語っている。

その言葉どおり、本書でとりあげられている症例は、外側から見た症状だけでなく、患者の主観的経験が詳しく書かれ、そこから脳の中で何が起きているのかを検証している。そして第一部では、記憶がどのように頭の中で形成されていくか、第二部では人間が成長するにつれて脳神経のネットワークが拡大したり刈り込まれたりしながら、どのように記憶が蓄積されて人格が形成されるかを論じている。その過程でセルフ・ナラティブにより、事実でないことが入り込む可能性についても言及されている。

患者の症例ばかりではなく、著者自身の経験もエピソードとして書かれている。そしてもう一つ特徴的なのが、文学作品やおとぎ話に描かれた現象や経験も、記憶研究の一環としてとりあげていることだ。記憶は個人の人格ばかりでなく、社会の風習や道徳などを形成する。個人の記憶も、集団的・文化的な記憶の中にあってこそ意味を持つ。

いくつもの文学作品からの引用があることから、著者がかなりの文学好きであることがうかがえるが、特に同郷のアイルランド人の詩人、イェイツには強い思い入れがあるようだ。本書の原題は〝Rag and Bone Shop〟で、これはイェイツの「サーカスの動物たちは逃げた」という詩の最後の行の言葉である。本文にもこの詩からの引用がある。著者はこうした作品の短い表現から、それを書いた作者、あるいは登場人物の脳の中で何が起こっていたのかを考えている。

いま日本でいちばん身近な記憶障害をともなう病気といえば、老人の認知症ではないだろうか。介護に関わり、親が大切な記憶を失っていくのを目の当たりにして大きなショックを受けた人も多いに違いない。そしてそれほど遠くない将来、自分もそうなるのではないかと考えるのはとても恐ろしい。それはおそらく、記憶がアイデンティティの基盤だからだろう。私自身、親の認知症を含め、記憶障害をともなう病気を持つ人、何人かと話したことがあるが、その中で「自分で自分がわからない」とか「自分でなくなった気がする」と言っていたのがとても印象に残っている。

しかし認知症の進行を遅くすることは可能でも、脳の機能を以前のように回復させる治療法はいまのところ見つかっていない。いま現在、医療や介護の世界での認知症対策はどうなっているのかネットでさがしてみたところ、なんと厚生労働省のサイトに「普及啓発・本人発信支援」を、認知症施策の一つに据えたという記事を見つけた。これは簡単に言ってしまえば、認知症の「本人」が「主観的経験」を語るということではないか。

それならば自分が何を感じて何を考えているのかを言語化し、いまからせっせと記録しておくことも、立派な認知症対策になると思える。これからつきあいが増えるであろう医師や介護士とのコミュニケーションや相互理解のための材料にはなるだろう。さらにひょっとすると、それが文学作品となり、時代を超えて多くの人の共感を得る可能性だってゼロではない。

訳者

(12) Fan Z. L., Wu B., Wu G. Y., et al., 'Optogenetic inhibition of ventral hippocampal neurons alleviates associative motor learning dysfunction in a rodent model of schizophrenia', *PLoS One*, 2019; 14:e0227200.

(13) Barnett S. C., Perry B. A. L., Dalrymple-Alford J. C., Parr-Brownlie L. C.,'Optogenetic stimulation: understanding memory and treating deficits', *Hippocampus*, 2018; 28: 457–70.

(14) Fonseca R., Nagerl U. V., Morris R. G., Bonhoeffer T., 'Competing for memory: hippocampal LTP under regimes of reduced protein synthesis', *Neuron*, 2004; 44: 1011–20.

(15) Barron H. C., Vogels T. P., Behrens T. E., Ramaswami M., 'Inhibitory engrams in perception and memory', *Proceedings of the National Academy of Sciences of the USA*, 2017; 114: 6666–74.

第15章　いちばん古い記憶

(1) Anne Mulhall, 'Memory, Poetry, and Recovery: Paula Meehan's Transformational Aesthetics', in *An Sionnach: A Journal of Literature, Culture, and the Arts*, Vol. 5, Nos. 1 and 2 (spring and autumn 2009), p. 206.

(2) Edwards C. J., Suchard M. A., Lemey P., et al., 'Ancient hybridization and an Irish origin for the modern polar bear matriline', *Current Biology*, 2011; 21: 1251–8.

(3) Paula Meehan, 'The Solace of Artemis', from *Imaginary Bonnets with Real Bees in Them* (University College Dublin Press, 2016), p. 30.

(4) 'Plasticity and the Ageing Mind: An Exemplar of the Bio-cultural Orchestration of Brain and Behaviour', *European Review*, 9:1 (2001), 59–76.

(5) Maurice Halbwachs, *On Collective Memory*, ed. and trans. Lewis A. Coser (University of Chicago Press, 1992), p. 38.（邦訳：モーリス・アルヴァックス『記憶の社会的枠組み』鈴木智之訳、青弓社）

(6) Douglas Hyde, *Beside the Fire: A Collection of Irish Gaelic Folk Stories* (David Nutt, 1890).

(7) Erin Kraus, *Wise-woman of Kildare: Moll Anthony and Popular Tradition in the East of Ireland* (Four Courts Press, Dublin, 2011).

(8) Marina Warner, *Once Upon a Time: A Short History of the Fairy Tale* (OUP, 2014).

(4) Mundt A. P., Chow WS., Arduino M., et al., 'Psychiatric hospital beds and prison populations in South America since 1990: does the Penrose hypothesis apply? *JAMA Psychiatry*, 2015; 72: 112-18.

(5) Gulati G., Keating N., O'Neill A., Delaunois I., Meagher D., Dunne C. P., 'The prevalence of major mental illness, substance misuse and homelessness in Irish prisoners: systematic review and meta-analyses', *Irish Journal of Psychological Medicine*, 2019; 36: 35-45.

第14章　虚偽か事実か

(1) Frederick Nietzsche, *Beyond Good and Evil*, trans. Marion Faber (Oxford University Press,1998), p. 58.（邦訳：ニーチェ『善悪の彼岸』中山元訳、光文社古典新訳文庫）

(2) Follette V. M., Polusny M. A., Bechtle A. E., Naugle A. E., 'Cumulative trauma: the impact of child sexual abuse, adult sexual assault, and spouse abuse', *Journal of Traumatic Stress,* 1996; 9: 25-35.

(3) Cochran K. J., Greenspan R. L., Bogart D. F., Loftus E. F., 'Memory blindness: altered memory reports lead to distortion in eyewitness memory', *Memory and Cognition*, 2016; 44: 717-26.

(4) Deisseroth K., 'Optogenetics', *Nature Methods*, 2011; 8: 26-9.

(5) Bi A., Cui J., Ma Y. P., et al., 'Ectopic expression of a microbial-type rhodopsin restores visual responses in mice with photoreceptor degeneration', *Neuron*, 2006; 50: 23-33.

(6) Nagel G., Ollig D., Fuhrmann M., et al., 'Channelrhodopsin-1: a light-gated proton channel in green algae', *Science*, 2002; 296: 2395-8.

(7) Boyden E. S., Zhang F., Bamberg E., Nagel G., Deisseroth K., 'Millisecond-timescale, genetically targeted optical control of neural activity', *Nature Neuroscience*, 2005; 8: 1263-8.

(8) Ramirez S., Liu X., Lin P. A., et al., 'Creating a false memory in the hippocampus', *Science*, 2013; 341: 387-91.

(9) ibid.

(10) Wykes R. C., Heeroma J. H., Mantoan L., et al., 'Optogenetic and potassium channel gene therapy in a rodent model of focal neocortical epilepsy', *Science Translational Medicine*, 2012; 4:161ra52.

(11) Wykes R. C., Kullmann D. M., Pavlov I., Magloire V., 'Optogenetic approaches to treat epilepsy', *Journal of Neuroscience Methods*, 2016; 260: 215-20.

(14) De Bellis M. D., Keshavan M. S., Shifflett H., et al., 'Brain structures in pediatric maltreatment-related posttraumatic stress disorder: a sociodemographically matched study', *Biological Psychiatry*, 2002; 52: 1066-78.

(15) Pechtel P., Lyons-Ruth K., Anderson C. M., Teicher M. H., 'Sensitive periods of amygdala development: the role of maltreatment in preadolescence', *NeuroImage*, 2014; 97: 236-44.

(16) Whittle S., Dennison M., Vijayakumar N., et al., 'Childhood maltreatment and psychopathology affect brain development during adolescence', *Journal of the American Academy of Child and Adolescent Psychiatry*, 2013; 52: 940-52 e1.

(17) Cullen K. R., Vizueta N., Thomas K. M., et al., 'Amygdala functional connectivity in young women with borderline personality disorder', *Brain Connectivity*, 2011; 1: 61-71.

(18) ibid.

(19) Linehan M. M., Heard H. L., Armstrong H. E., 'Naturalistic follow-up of a behavioral treatment for chronically parasuicidal borderline patients', *Archive of General Psychiatry*, 1993; 50: 971-4.

(20) Stoffers J. M., Vollm B. A., Rucker G., Timmer A., Huband N., Lieb K., 'Psychological therapies for people with borderline personality disorder', *Cochrane Database of Systematic Reviews*, 2012:CD005652.

(21) Roberts B. W., Caspi A., Moffitt T. E., 'The kids are alright: growth and stability in personality development from adolescence to adulthood', *Journal of Personality and Social Psychology*, 2001; 81: 670-83.

(22) Goodman M., Carpenter D., Tang C. Y., et al., 'Dialectical behavior therapy alters emotion regulation and amygdala activity in patients with borderline personality disorder', *Journal of Psychiatric Research*, 2014; 57: 108-16.

(23) Hamann S., Stevens J., Vick J. H., et al., 'Brain responses to sexual images in 46, XY women with complete androgen insensitivity syndrome are female-typical', *Hormones and Behavior*, 2014; 66: 724-30.

第13章　変わる人生のナラティブ

(1) Jean-Paul Sartre, *Nausea*, trans. Robert Baldick (Penguin, 2000), p. 63.（邦訳：ジャン＝ポール・サルトル『嘔吐』鈴木道彦訳、人文書院）

(2) Boris Pasternak, *Doctor Zhivago* (Pantheon, 1997).（邦訳：ボリス・パステルナーク『ドクトル・ジバゴ』江川卓訳、新潮文庫）

(3) Jean-Paul Sartre, op. cit., p. 61.

第12章　性ホルモンとムクドリ

（1）Hall Z. J., Macdougall-Shackleton S. A., 'Influence of testosterone metabolites on song-control system neuroplasticity during photostimulation in adult European starlings (Sturnus vulgaris). *PLoS One*, 2012; 7:e40060.

（2）Draper P., Belsky J., 'Personality development in the evolutionary perspective', *Journal of Personality*, 1990; 58: 141-61.

（3）Plant T. M., 'The role of KiSS-1 in the regulation of puberty in higher primates', *European Journal of Endocrinology*, 2006; 155 Suppl 1: S11-16.

（4）Ball G. F., Ketterson E. D., 'Sex differences in the response to environmental cues regulating seasonal reproduction in birds', *Philosophical Transactions of the Royal Society of London Series B: Biological Sciences*, 2008; 363: 231-46.

（5）Wierckx K., Elaut E., Van Hoorde B., et al., 'Sexual desire in trans persons: associations with sex reassignment treatment', *Journal of Sexual Medicine*, 2014; 11: 107-18.

（6）ibid.

（7）Hamann S., Stevens J., Vick J. H., et al., 'Brain responses to sexual images in 46, XY women with complete androgen insensitivity syndrome are female-typical', *Hormones and Behavior*, 2014; 66: 724-30.

（8）Henningsson S., Madsen K. H., Pinborg A., et al., 'Role of emotional processing in depressive responses to sex-hormone manipulation: a pharmacological fMRI study', *Translational psychiatry*, 2015; 5:e688.

（9）Miedl S. F., Wegerer M., Kerschbaum H., Blechert J., Wilhelm F. H., 'Neural activity during traumatic film viewing is linked to endogenous estradiol and hormonal contraception', *Psychoneuroendocrinology*, 2018; 87: 20-26.

（10）Sotres-Bayon F., Bush D. E., LeDoux J. E., 'Emotional perseveration: an update on prefrontal-amygdala interactions in fear extinction', *Learning and Memory*, 2004; 11: 525-35.

（11）Choudhury S., Blakemore S. J., Charman T., 'Social cognitive development during adolescence', *Social Cognitive and Affective Neuroscience*, 2006; 1: 165-74.

（12）Henningsson S., Madsen K. H., Pinborg A., et al., 'Role of emotional processing in depressive responses to sex-hormone manipulation: a pharmacological fMRI study', *Translational psychiatry*, 2015; 5:e688.

（13）Teicher M. H., Samson J. A., 'Annual research review: enduring neurobiological effects of childhood abuse and neglect', *Journal of Child Psychology and Psychiatry*, 2016; 57: 241-66.

(4) Zhou D., Lebel C., Treit S., Evans A., Beaulieu C., 'Accelerated longitudinal cortical thinning in adolescence', *NeuroImage*, 2015; 104: 138–45.

(5) Storsve A. B., Fjell A. M., Tamnes C. K., et al., 'Differential longitudinal changes in cortical thickness, surface area and volume across the adult life span: regions of accelerating and decelerating change', *Journal of Neuroscience*, 2014; 34: 8488–98.

(6) Boksa P., 'Abnormal synaptic pruning in schizophrenia: Urban myth or reality?', *Journal of Psychiatry and Neuroscience*, 2012; 37: 75–7.

(7) Whitaker K. J., Vertes P. E., Romero-Garcia R., et al., 'Adolescence is associated with genomically patterned consolidation of the hubs of the human brain connectome', *Proceedings of the National Academy of Sciences of the USA*, 2016; 113: 9105–10.

(8) ibid.

(9) O'Callaghan E., Sham P., Takei N., Glover G., Murray R. M., 'Schizophrenia after prenatal exposure to 1957 A2 influenza epidemic', *Lancet*, 1991; 337: 1248–50.

(10) Murray R. M., 'Mistakes I have made in my research career', *Schizophrenia Bulletin*, 2017; 43: 253–6.

(11) Weinstock M., 'Alterations induced by gestational stress in brain morphology and behaviour of the offspring', *Progress in Neurobiology*, 2001; 65: 427–51.

(12) Salat D. H., Buckner R. L., Snyder A. Z., et al., 'Thinning of the cerebral cortex in aging', *Cerebral Cortex*, 2004; 14: 721–30.

(13) Sandor Marai, *Embers* (1942; Viking, 2001), pp. 193–4.（邦訳：シャーンドル・マーライ『灼熱』平野卿子訳、集英社）

(14) Patrick Kavanagh, *Collected Prose* (MacGibbon & Key, 1967).

第11章　自己意識

(1) Elliott B., Joyce E., Shorvon S., 'Delusions, illusions and hallucinations in epilepsy: 2. Complex phenomena and psychosis', *Epilepsy Research*, 2009; 85: 172–86.

(2) Edelman G. M., Gally J. A., 'A model for the 7s antibody molecule', *Proceedings of the National Academy of Sciences of the USA*, 1964; 51: 846–53.

(16) Allman J. M., Watson K. K., Tetreault N. A., Hakeem A. Y., 'Intuition and autism: a possible role for Von Economo neurons', *Trends in Cognitive Sciences*, 2005; 9: 367–73.

(17) Dolan R. J., Fletcher P. C., McKenna P., Friston K. J., Frith C. D., 'Abnormal neural integration related to cognition in schizophrenia', *Acta Psychiatrica Scandinavica*, 1999; s395: 58–67.

(18) Brune M., Schobel A., Karau R., et al., 'Von Economo neuron density in the anterior cingulate cortex is reduced in early onset schizophrenia', *Acta Neuropathologica*, 2010; 119: 771–8.

(19) Costain G., Ho A., Crawley A. P., et al., 'Reduced gray matter in the anterior cingulate gyrus in familial schizophrenia: a preliminary report', *Schizophrenia Research*, 2010; 122: 81–4.

(20) Warner-Schmidt J. L., Duman R. S., 'Hippocampal neurogenesis: opposing effects of stress and antidepressant treatment', *Hippocampus*, 2006; 16: 239–49.

(21) Hutchison W. D., Davis K. D., Lozano A. M., Tasker R. R., Dostrovsky J. O., 'Pain-related neurons in the human cingulate cortex', *Nature Neuroscience*, 1999; 2: 403–5.

(22) Rizzolatti G., 'Multiple body representations in the motor cortex of primates', *Acta Biomedica Ateneo Parmense*, 1992; 63: 27–9.

(23) Maranesi M., Livi A., Fogassi L., Rizzolatti G., Bonini L., 'Mirror neuron activation prior to action observation in a predictable context', *Journal of Neuroscience*, 2014; 34: 14827–32.

(24) Lewis M., Ramsay D., 'Development of self-recognition, personal pronoun use, and pretend play during the 2nd year', *Child Development*, 2004; 75: 1821–31.

第10章　生命の木——樹枝状成長と刈り込み

(1) Herholz S. C., Halpern A. R., Zatorre R. J., 'Neuronal correlates of perception, imagery, and memory for familiar tunes', *Journal of Cognitive Neuroscience*, 2012; 24: 1382–97.

(2) Gogtay N., Giedd J. N., Lusk L., et al., 'Dynamic mapping of human cortical development during childhood through early adulthood', *Proceedings of the National Academy of Sciences of the USA*, 2004; 101: 8174–9.

(3) Manning L., Cassel D., Cassel J. C., 'St. Augustine's reflections on memory and time and the current concept of subjective time in mental time travel', *Behavioral Sciences* (Basel), 2013; 3: 232–43.

of morphological evolution', *Cell*, 2008; 134: 25–36.

(3) Lewis M., Ramsay D., 'Development of self-recognition, personal pronoun use, and pretend play during the 2nd year', *Child Development*, 2004; 75: 1821–31.

(4) Plotnik J. M., de Waal F. B., Reiss D., 'Self-recognition in an Asian elephant', *Proceedings of the National Academy of Sciences of the USA*, 2006; 103: 17053–7.

(5) Prior H., Schwarz A., Gunturkun O., 'Mirror-induced behavior in the magpie (Pica pica): evidence of self-recognition', *PLoS Biology*, 2008; 6:e202.

(6) Albert Camus, *Le Mythe de Sisyphe* (Gallimard, 1942).（邦訳：アルベール・カミュ『シーシュポスの神話』清水徹訳、新潮文庫）

(7) Hutchison W. D., Davis K. D., Lozano A. M., Tasker R. R., Dostrovsky J. O., 'Pain-related neurons in the human cingulate cortex', *Nature Neuroscience*, 1999; 2: 403–5.

(8) Swiney L., Sousa P., 'A new comparator account of auditory verbal hallucinations: how motor prediction can plausibly contribute to the sense of agency for inner speech', *Frontiers in Human Neuroscience*, 2014; 8:675.

(9) Bastiaansen J. A., Thioux M., Keysers C., 'Evidence for mirror systems in emotions', *Philosophical Transactions of the Royal Society of London Series B: Biological Sciences*, 2009; 364: 2391–404.

(10) Carr L., Iacoboni M., Dubeau M. C., Mazziotta J. C., Lenzi G. L., 'Neural mechanisms of empathy in humans: a relay from neural systems for imitation to limbic areas', *Proceedings of the National Academy of Sciences of the USA*, 2003; 100: 5497–502.

(11) Singer T., Seymour B., O'Doherty J., Kaube H., Dolan R. J., Frith C. D., 'Empathy for pain involves the affective but not sensory components of pain', *Science*, 2004; 303: 1157–62.

(12) Meffert H., Gazzola V., den Boer J. A., Bartels A. A., Keysers C., 'Reduced spontaneous but relatively normal deliberate vicarious representations in psychopathy', *Brain*, 2013; 136: 2550–62.

(13) Wiech K., Jbabdi S., Lin C. S., Andersson J., Tracey I., 'Differential structural and resting state connectivity between insular subdivisions and other pain-related brain regions', *Pain*, 2014; 155: 2047–55.

(14) Butti C., Hof P. R., 'The insular cortex: a comparative perspective', *Brain Structure and Function*, 2010; 214: 477–93.

(15) Seeley W. W., Carlin D. A., Allman J. M., et al., 'Early frontotemporal dementia targets neurons unique to apes and humans', *Annals of Neurology*, 2006; 60: 660–67.

Sciences of the USA, 1997; 94: 14002–8.

(12) McEwen B. S., 'Allostasis and allostatic load: implications for neuropsychopharmacology', *Neuropsychopharmacology*, 2000; 22: 108–24.

(13) Ouellet-Morin I., Robitaille M. P., Langevin S., Cantave C., Brendgen M., Lupien S. J., 'Enduring effect of childhood maltreatment on cortisol and heart rate responses to stress: the moderating role of severity of experiences', *Development and Psychopathology*, 2019; 31: 497–508.

(14) Frodl T., O'Keane V., 'How does the brain deal with cumulative stress? A review with focus on developmental stress, HPA axis function and hippocampal structure in humans', *Neurobiology of Disease*, 2013; 52: 24–37.

(15) Schmaal L., Veltman D. J., van Erp T. G., et al., 'Subcortical brain alterations in major depressive disorder: findings from the ENIGMA Major Depressive Disorder working group', *Molecular Psychiatry*, 2016; 21: 806–12.

(16) Roddy D. W., Farrell C., Doolin K., et al., 'The hippocampus in depression: more than the sum of its parts? Advanced hippocampal substructure segmentation in depression', *Biological Psychiatry*, 2019; 85: 487–97.

(17) Warner-Schmidt J. L., Duman R. S., 'Hippocampal neurogenesis: opposing effects of stress and antidepressant treatment', *Hippocampus*, 2006; 16: 239–49.

(18) Tozzi L., Doolin K., Farrel C., Joseph S., O'Keane V., Frodl T., 'Functional magnetic resonance imaging correlates of emotion recognition and voluntary attentional regulation in depression: A generalized psycho-physiological interaction study', *Journal of Affective Disorders*, 2017; 208:535–44.

(19) Frodl T., Strehl K., Carballedo A., Tozzi L., Doyle M., Amico F., Gormley J., Lavelle G., O'Keane V., 'Aerobic exercise increases hippocampal subfield volumes in younger adults and prevents volume decline in the elderly', *Brain Imaging and Behaviour*, March 2019.

(20) Tozzi L., Carballedo A., Lavelle G., Doolin K., Doyle M., Amico F., McCarthy H., Gormley J., Lord A., O'Keane V., Frodl T., 'Longitudinal functional connectivity changes correlate with mood improvement after regular exercise in a dose-dependent fashion', *European Journal of Neuroscience* 2016; 43(8): 1089– 96.

第9章　自己認知——自伝的記憶の始まり

(1) Louis Buñuel, *My Sigh* (University of Minnesota Press, 2003).（邦訳：ブニュエル『映画、わが自由の幻想』矢島翠訳、早川書房）

(2) Carroll S. B., 'Evo-devo and an expanding evolutionary synthesis: a genetic theory

(11) Addis D. R., Sacchetti D. C., Ally B. A., Budson A. E., Schacter D. L., 'Episodic simulation of future events is impaired in mild Alzheimer's disease', *Neuropsychologia*, 2009; 47: 2660-71.

第8章　ストレス──思い出すことと〝忘れること〟

(1) Moskowitz A. K., '"Scared stiff": catatonia as an evolutionary-based fear response', *Psychological Review*, 2004; 111: 984-1002.

(2) Lupien S. J., Wilkinson C. W., Briere S., Menard C., Ng Ying Kin N. M., Nair N. P., 'The modulatory effects of corticosteroids on cognition: studies in young human populations', *Psychoneuroendocrinology*, 2002; 27: 401-16.

(3) Juster R. P., McEwen B. S., Lupien S. J., 'Allostatic load biomarkers of chronic stress and impact on health and cognition', *Neuroscience and Biobehavioral Reviews*, 2010; 35: 2-16.

(4) Pariante C. M., Lightman S. L., 'The HPA axis in major depression: classical theories and new developments', *Trends in Neurosciences*, 2008; 31: 464-8.

(5) Cleare A. J., Bearn J., Allain T., et al., 'Contrasting neuroendocrine responses in depression and chronic fatigue syndrome', *Journal of Affective Disorders*, 1995; 34: 283-9.

(6) Sarrieau A., Vial M., McEwen B., et al., 'Corticosteroid receptors in rat hippocampal sections: effect of adrenalectomy and corticosterone replacement', *Journal of Steroid Biochemistry*, 1986; 24: 721-4.

(7) de Kloet E. R., Joels M., Holsboer F., 'Stress and the brain: from adaptation to disease', *Nature Reviews Neuroscience*, 2005; 6: 463-75.

(8) Joels M., de Kloet E. R., 'Effects of glucocorticoids and norepinephrine on the excitability in the hippocampus', *Science*, 1989; 245: 1502-5.

(9) O'Keane V., Lightman S., Patrick K., Marsh M., Papadopoulos A. S., Pawlby S., Seneviratne G., Taylor A., Moore R. J.' 'Changes in the maternal hypothalamic–pituitary–adrenal axis during the early puerperium may be related to the postpartum "blues"', *Neuroendocrinology*, 2011; 11:1149-55.

(10) Meaney M. J., Aitken D. H., Bodnoff S. R., Iny L. J., Sapolsky R. M., 'The effects of postnatal handling on the development of the glucocorticoid receptor systems and stress recovery in the rat', *Progress in Neuropsychopharmacology and Biological Psychiatry*, 1985; 9: 731-4.

(11) Magarinos A. M., Verdugo J. M., McEwen B. S., 'Chronic stress alters synaptic terminal structure in hippocampus', *Proceedings of the National Academy of*

Review of Neuroscience, 2016; 39: 19–40.

(9) Hafting T., Fyhn M., Bonnevie T., Moser M. B., Moser E. I., 'Hippocampus-independent phase precession in entorhinal grid cells', *Nature*, 2008; 453: 1248–52.

(10) Jacobs J., Weidemann C. T., Miller J. F., et al., 'Direct recordings of grid-like neuronal activity in human spatial navigation', *Nature Neuroscience*, 2013; 16: 1188–90.

(11) Hall J., Thomas K. L., Everitt B. J., 'Cellular imaging of zif268 expression in the hippocampus and amygdala during contextual and cued fear memory retrieval: selective activation of hippocampal CA1 neurons during the recall of contextual memories', *Journal of Neuroscience*, 2001; 21: 2186–93.

第7章　時間と継続性の経験

(1) Horowitz J. M., Horwitz B. A., 'Extreme neuroplasticity of hippocampal CA1 pyramidal neurons in hibernating mammalian species', *Frontiers in Neuroanatomy*, 2019; 13:9.

(2) Eichenbaum H., 'Memory on time', *Trends in Cognitive Sciences*, 2013; 17: 81–8.

(3) Tsao A., Sugar J., Lu L., et al., 'Integrating time from experience in the lateral entorhinal cortex', *Nature*, 2018; 561: 57–62.

(4) MacDonald C. J., Lepage K. Q., Eden U. T., Eichenbaum H., 'Hippocampal "time cells" bridge the gap in memory for discontiguous events', *Neuron*, 2011; 71: 737–49.

(5) Deuker L., Bellmund J. L., Navarro Schroder T., Doeller C. F., 'An event map of memory space in the hippocampus', *eLife*, 2016; 5.

(6) Manning L., Cassel D., Cassel J. C., 'St. Augustine's reflections on memory and time and the current concept of subjective time in mental time travel', *Behavioral Sciences* (Basel), 2013; 3: 232–43.

(7) Rosenbaum R. S., Kohler S., Schacter D. L., et al., 'The case of K.C.: contributions of a memory-impaired erson to memory theory', *Neuropsychologia*, 2005; 43: 989–1021.

(8) Addis D. R., Pan L., Vu M. A., Laiser N., Schacter D. L., 'Constructive episodic simulation of the future and the past: distinct subsystems of a core brain network mediate imagining and remembering', *Neuropsychologia*, 2009; 47: 2222–38.

(9) ibid.

(10) Buckner R. L., Andrews-Hanna J. R., Schacter D. L., 'The brain's default network: anatomy, function, and relevance to disease', *Annals of the NY Academy of Sciences*, 2008; 1124: 1–38.

refractory partial epilepsy', *Epilepsia*, 2009; 50: 510-20.

(22) Critchley H. D., Wiens S., Rotshtein P., Ohman A., Dolan R. J., 'Neural systems supporting interoceptive awareness', *Nature Neuroscience*, 2004; 7: 189-95.

(23) Critchley H. D., Tang J., Glaser D., Butterworth B., Dolan R. J., 'Anterior cingulate activity during error and autonomic response', *NeuroImage*, 2005; 27: 885-95.

(24) Antonio Damasio, *Self Comes to Mind* (Vintage, 2010).（邦訳：アントニオ・R・ダマシオ『自己が心にやってくる――意識ある脳の構築』山形浩生訳、早川書房）

(25) Knutson B., Rick S., Wimmer G. E., Prelec D., Loewenstein G., 'Neural predictors of purchases', *Neuron*, 2007; 53: 147-56.

(26) Namkung H., Kim S. H., Sawa A., 'The insula: an underestimated brain area in clinical neuroscience, psychiatry, and neurology', *Trends in Neurosciences*, 2017; 40: 200-207.

(27) Eisenberger N. I., Lieberman M. D., Williams K. D., 'Does rejection hurt? An FMRI study of social exclusion', *Science*, 2003; 302: 290-92.

第6章　場所の感覚

(1) Maurice Halbwachs, *The Collective Memory* (Harper & Row Colophone Books, 1980)（邦訳：M・アルヴァックス『集合的記憶』小関藤一郎訳、行路社）

(2) O'Keefe J., Dostrovsky J., 'The hippocampus as a spatial map. Preliminary evidence from unit activity in the freely-moving rat', *Brain Research*, 1971; 34: 171-5.

(3) Colgin L. L., Moser E. I., Moser M. B., 'Understanding memory through hippocampal remapping', *Trends in Neurosciences*, 2008; 31: 469-77.

(4) O'Keefe J., Dostrovsky J., op. cit.

(5) Ekstrom A. D., Kahana M. J., Caplan J. B., et al., 'Cellular networks underlying human spatial navigation', *Nature*, 2003; 425: 184-8.

(6) Maguire E. A., Gadian D. G., Johnsrude I. S., et al., 'Navigation-related structural change in the hippocampi of taxi drivers', *Proceedings of the National Academy of Sciences of the USA*, 2000; 97: 4398-403.

(7) Maguire E. A., Mummery C. J., 'Differential modulation of a common memory retrieval network revealed by positron emission tomography', *Hippocampus*, 1999; 9: 54-61.

(8) Rowland D. C., Roudi Y., Moser M. B., Moser E. I., 'Ten years of grid cells', *Annual*

from 10 patients with Urbach–Wiethe disease', *Brain*, 2003; 126: 2627–37.

(6) Bechara A., Tranel D., Damasio H., Adolphs R., Rockland C., Damasio A. R., 'Double dissociation of conditioning and declarative knowledge relative to the amygdala and hippocampus in humans', *Science*, 1995; 269: 1115–18.

(7) Adolphs R., Tranel D., Damasio H., Damasio A., 'Impaired recognition of emotion in facial expressions following bilateral damage to the human amygdala', *Nature*, 1994; 372: 669–72.

(8) Feinstein J. S., Adolphs R., Damasio A., Tranel D., 'The human amygdala and the induction and experience of fear', *Current Biology*, 2011; 21: 34–8.

(9) Phelps E. A., LeDoux J. E., 'Contributions of the amygdala to emotion processing: from animal models to human behavior', *Neuron*, 2005; 48: 175–87.

(10) Dilger S., Straube T., Mentzel H. J., et al., 'Brain activation to phobia-related pictures in spider phobic humans: an event-related functional magnetic resonance imaging study', *Neuroscience Letters*, 2003; 348: 29–32.

(11) Phelps E. A., LeDoux J. E., op. cit.

(12) James W., 'The physical basis of emotion', *Psychological Review*, 1894; 101: 205–10.

(13) https://www.exclassics.com/gilblas/gilblas.pdf

(14) Stendhal, *Love*, trans. Gilbert and Suzanne Sale (Penguin Books, 1975), p. 219.
(邦訳：スタンダール『恋愛論』杉本圭子訳、岩波文庫)

(15) William James, *Principles of Psychology* (1890; reprinted Dover Publications, 2014).

(16) Craig A. D., 'How do you feel – now? The anterior insula and human awareness', *Nature Reviews Neuroscience*, 2009; 10: 59–70.

(17) Verstaen A., Eckart J. A., Muhtadie L., et al., 'Insular atrophy and diminished disgust reactivity', *Emotion*, 2016; 16: 903–12.

(18) Ehrlich S., Lord A. R., Geisler D., et al., 'Reduced functional connectivity in the thalamo-insular subnetwork in patients with acute anorexia nervosa', *Human Brain Mapping*, 2015; 36: 1772–81.

(19) Surguladze S. A., El-Hage W., Dalgleish T., Radua J., Gohier B., Phillips M. L., 'Depression is associated with increased sensitivity to signals of disgust: a functional magnetic resonance imaging study', *Journal of Psychiatric Research*, 2010; 44: 894–902.

(20) Penfield W., Faulk M. E., Jr., 'The insula: further observations on its function', *Brain*, 1955; 78: 445–70.

(21) Nguyen D. K., Nguyen D. B., Malak R., et al., 'Revisiting the role of the insula in

（9） Squire L. R., Alvarez P., 'Retrograde amnesia and memory consolidation: a neurobiological perspective', *Current Opinion in Neurobiology*, 1995; 5: 169–77.

（10） Daselaar S. M., Rice H. J., Greenberg D. L., Cabeza R., LaBar K. S., Rubin D.C., 'The spatiotemporal dynamics of autobiographical memory: neural correlates of recall, emotional intensity, and reliving', *Cerebral Cortex*, 2008; 18: 217–29.

（11） Preston A. R., Eichenbaum H., 'Interplay of hippocampus and prefrontal cortex in memory', *Current Biology*, 2013; 23: R764–73.

（12） Piefke M., Weiss P. H., Zilles K., Markowitsch H. J., Fink G. R., 'Differential remoteness and emotional tone modulate the neural correlates of autobiographical memory', *Brain*, 2003; 126: 650–68.

（13） Preston A. R., Eichenbaum H., op. cit.

（14） Oliver Sacks, *The Man Who Mistook His Wife for a Hat* (Picador, 1986)（邦訳：オリヴァー・サックス『妻を帽子とまちがえた男』高見幸郎・金沢泰子訳、ハヤカワ文庫）

（15）Wamsley E. J., 'Rhythms of sleep: orchestrating memory consolidation (commentary on Clemens et al.)', *European Journal of Neuroscience*, 2011; 33: 509–10.

（16） Batterink L. J., Creery J. D., Paller K. A., 'Phase of spontaneous slow oscillations during sleep influences memory-related processing of auditory cues', *Journal of Neuroscience*, 2016; 36: 1401–9.

（17） de Sousa A. F., Cowansage K. K., Zutshi I., et al., 'Optogenetic reactivation of memory ensembles in the retrosplenial cortex induces systems consolidation', *Proceedings of the National Academy of Sciences of the USA*, 2019; 116: 8576–81.

（18） Samuel Beckett, *L'innommable* (Les Éditions de Minuit, 1953)（邦訳：サミュエル・ベケット『名づけられないもの』宇野邦一訳、河出書房新社）

第5章　第六の感覚——隠れた皮質

（1） Marcel Proust, *In Search of Lost Time, 1, Swann's Way*, trans, C. K. Scott Moncrieff and T. Kilmartin (Vintage Books, 1996).（邦訳：『失われた時を求めて 1 スワン家のほうへ』吉川一義訳、岩波文庫）

（2） John Banville, 'Lupins and Moth-laden Nights in Rosslare', in *Possessed of a Past* (Picador, 2012), p. 403.

（3） W. B. Yeats,'The Pity of Love'.

（4） Buck L. B., 'Olfactory receptors and odor coding in mammals', *Nutritional Reviews*, 2004; 62: S184–8; discussion S224–41.

（5） Siebert M., Markowitsch H. J., Bartel P., 'Amygdala, affect and cognition: evidence

(7) Berger J., 'Raising the portcullis: some notes after having cataracts removed from my eyes', *British Journal of General Practice*, 2010; 60: 464–5.

(8) Shergill S. S., Brammer M. J., Williams S. C., Murray R. M., McGuire P. K., 'Mapping auditory hallucinations in schizophrenia using functional magnetic resonance imaging', *Archive of General Psychiatry*, 2000; 57: 1033–8.

(9) Plaze M., Paillere-Martinot M. L., Penttila J., et al., '"Where do auditory hallucinations come from?" – a brain morphometry study of schizophrenia patients with inner or outer space hallucinations', *Schizophrenia Bulletin*, 2011; 37: 212–21.

(10) Luo Y., He H., Duan M., et al., 'Dynamic functional connectivity strength within different frequency-band in schizophrenia', *Frontiers in Psychiatry*, 2019; 10:995.

第4章　海馬の話

(1) Hurst L. C., 'What was wrong with Anna O?', *Journal of the Royal Society of Medicine*, 1982; 75: 129–31.

(2) Slater E. T., Glithero E., 'A follow-up of patients diagnosed as suffering from"hysteria"', *Journal of Psychosomatic Research*, 1965; 9: 9–13.

(3) Scoville W. B., Milner B., 'Loss of recent memory after bilateral hippocampal lesions', *Journal of Neurology, Neurosurgery and Psychiatry*, 1957; 20: 11–21.

(4) Vargha-Khadem F., Gadian D. G., Watkins K. E., Connelly A., Van Paesschen W., Mishkin M., 'Differential effects of early hippocampal pathology on episodic and semantic memory', *Science* 1997; 277: 376–80.

(5) Maguire E. A., Gadian D. G., Johnsrude I. S., et al., 'Navigation-related structural change in the hippocampi of taxi drivers', *Proceedings of the National Academy of Sciences of the USA*, 2000; 97: 4398–403.

(6) Schmaal L., Veltman D. J., van Erp T. G., et al., 'Subcortical brain alterations in major depressive disorder: findings from the ENIGMA Major Depressive Disorder working group', *Molecular Psychiatry*, 2016; 21: 806–12.

(7) Roddy D. W., Farrell C., Doolin K., et al., 'The hippocampus in depression: more than the sum of its parts? Advanced hippocampal substructure segmentation in depression', *Biological Psychiatry*, 2019; 85: 487–97.

(8) Viard A., Piolino P., Desgranges B., et al., 'Hippocampal activation for autobiographical memories over the entire lifetime in healthy aged subjects: an fMRI study', *Cerebral Cortex*, 2007; 17: 2453–67.

原註

第1章　始まり

第2章　感覚——記憶の原材料

（1）Kuppuswamy P. S., Takala C. R., Sola C. L., 'Management of psychiatric symptoms in anti-NMDAR encephalitis: a case series, literature review and future directions', *General Hospital Psychiatry*, 2014; 36: 388-91.

（2）Sansing L. H., Tuzun E., Ko M. W., Baccon J., Lynch D. R., Dalmau J., 'A patient with encephalitis associated with NMDA receptor antibodies', *Nature Clinical Practice Neurology*, 2007; 3: 291-6.

（3）Jézéquel J., Johansson E. M., Dupuis J. P., et al., 'Dynamic disorganization of synaptic NMDA receptors triggered by autoantibodies from psychotic patients', *Nature Communications*, 2017; 8:1791.

（4）Bassett D. S., Sporns O., 'Network neuroscience', *Nature Neuroscience*, 2017; 20: 353-64.

第3章　メイキング・センス

（1）Scott J., Martin G., Bor W., Sawyer M., Clark J., McGrath J., 'The prevalence and correlates of hallucinations in Australian adolescents: results from a national survey', *Schizophrenia Research*, 2009; 107: 179-85.

（2）van Os J., Linscott R. J., Myin-Germeys I., Delespaul P., Krabbendam L., 'A systematic review and meta-analysis of the psychosis continuum: evidence for a psychosis proneness–persistence–impairment model of psychotic disorder', *Psychological Medicine*, 2009; 39: 179-95.

（3）Kurth R., Villringer K., Curio G., et al., 'fMRI shows multiple somatotopic digit representations in human primary somatosensory cortex', *NeuroReport*, 2000; 11: 1487-91.

（4）Ortiz-Teran L., Ortiz T., Perez D. L., et al., 'Brain plasticity in blind subjects centralizes beyond the modal cortices', *Frontiers in Systems Neuroscience*, 2016; 10:61.

（5）ibid.

（6）Haigh A., Brown D. J., Meijer P., Proulx M. J., 'How well do you see what you hear? The acuity of visual-to-auditory sensory substitution', *Frontiers in Psychology*, 2013; 4:330.

索引

著者　ヴェロニカ・オキーン　Veronica O'Keane

ダブリン大学トリニティ・カレッジ教授。三〇年以上の臨床経験を有する精神科医。うつ病研究から幼児期の体験が脳に及ぼす影響まで、幅広く研究論文を発表している。著書に『A Sense of Self: Memory, the Brain, and Who We Are』などがある。

訳者　渡会圭子（わたらい・けいこ）

一九六三年生まれ。翻訳家。上智大学文学部卒業。主な訳書に、スコット・ギャロウェイ『the four GAFA――四騎士が創り変えた世界』（東洋経済新報社）、スティーブン・ブディアンスキー『クルト・ゲーデル――史上最もスキャンダラスな定理を証明した男』（森北出版）、マイケル・ルイス『後悔の経済学――世界を変えた苦い友情』（文春文庫）、エーリッヒ・フロム『悪について』（ちくま学芸文庫）などがある。

記《き》憶《おく》は実在《じつざい》するか　ナラティブの脳科《のうか》学《がく》

二〇二三年八月一〇日　初版第一刷発行

著　者　ヴェロニカ・オキーン
訳　者　渡会圭子
発行者　喜入冬子
発行所　株式会社　筑摩書房
東京都台東区蔵前二―五―三　郵便番号一一一―八七五五
電話番号　〇三―五六八七―二六〇一（代表）
装幀者　山根佐保（ream）
印刷・製本　中央精版印刷株式会社

ISBN978-4-480-84329-6　C0047